Kitchenham/Bopp

Beckenbodentraining

Die Autorinnen

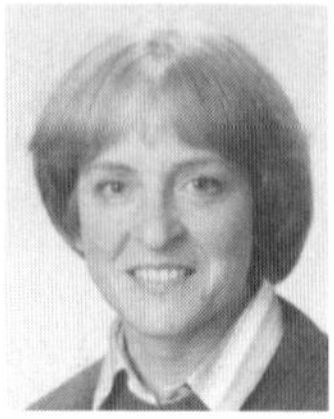

Susanne Kitchenham ist Hebamme und Krankenschwester. In ihrer Hamburger Praxis gibt sie seit zwei Jahrzehnten Beckenbodenkurse. Sie ist mehrfache Mutter und Großmutter.

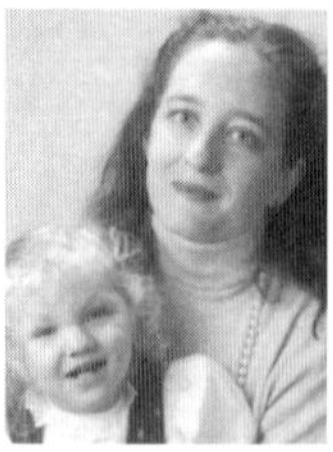

Annette Bopp ist Diplom-Biologin und freie Wissenschaftsjournalistin. Sie lebt mit ihren zwei Kindern in Hamburg. Die eigene Erfahrung war für sie ausschlaggebend für die Mitwirkung an diesem Buch.

Susanne Kitchenham
Annette Bopp

Beckenbodentraining

Erspüren, entspannen und kräftigen
Sie Ihre weibliche Basis

- Die 12 wirksamsten Übungen – jetzt auch auf CD –

TRIAS

Leserservice:

Wenn Sie Fragen oder Anregungen zu diesem Buch haben, schreiben Sie uns!
TRIAS Verlag
Postfach 301107
70451 Stuttgart

Oder besuchen Sie uns im Internet unter www.trias-gesundheit.de

Die Deutsche Bibliothek – CIP-Einheitsaufnahme
Ein Titeldatensatz für diese Publikation ist bei Der Deutschen Bibliothek erhältlich.

Lektorat:
Sibylle Duelli

Außenlektorat:
Heike Herrberg

Umschlaggestaltung:
Cyclus · Visuelle Kommunikation, Stuttgart

Umschlag vorn und hinten:
Friedhelm Volk

Fotos:
Friedhelm Volk

Illustrationen:
Claudia Arend

Dieses Buch wurde in der neuen deutschen Rechtschreibung verfasst.

Gedruckt auf chlorfrei gebleichtem Papier

Rüdigerstraße 14, D-70469 Stuttgart
Printed in Germany

Satz: Fotosatz H. Buck, Kumhausen
Druck: Westermann Druck
Zwickau GmbH, Zwickau

ISBN 3-89373-649-2 1 2 3 4 5 6

Zu diesem Buch

Der Beckenboden ist für Frauen ein weithin unbekanntes Körperareal, aber er hat einen ungeheuren Einfluss auf ihr Leben. Nur wenige wissen, dass der Beckenboden mitverantwortlich ist für unser Körpergefühl, unsere Haltung und damit in erheblichem Maße auch für unser inneres und äußeres Erscheinungsbild. Wenn der Beckenboden zu wenig Kraft hat oder zu nachgiebig ist – wodurch auch immer – senken sich Gebärmutter oder Scheidenwände häufig ab. Auch die Schließmuskeln von Harnröhre und After können mit betroffen sein und ihre Funktion nicht mehr richtig ausüben. So ist Inkontinenz – unfreiwilliger Harn- oder Stuhlabgang – eines der Hauptsymptome eines schlaffen, kraftlosen Beckenbodens. Mit gezielter Gymnastik lässt er sich so gut stärken, dass die Beschwerden verschwinden oder sich zumindest erheblich bessern. Viele Frauen wissen zwar, dass es Beckenbodengymnastik gibt, aber sie wird von Krankengymnastinnen und Hebammen immer noch zu selten angeboten und noch seltener qualifiziert angeleitet. Unser Buch soll einen Beitrag dazu leisten, diesen Missstand zu beheben.

Wir wollen aber nicht nur gymnastische Übungen zeigen, die den Beckenboden stärken und damit Beschwerden wie Inkontinenz lindern oder heilen können. Es geht uns vielmehr darum, den Beckenboden als Teil unseres weiblichen Körpers in Bezug zu unserem Leben als Frau zu bringen. Unsere weiblichen Geschlechtsorgane – ausgenommen die Brüste – sind räumlich so eng mit dem Beckenboden verflochten, dass alles, was den Beckenboden selbst oder benachbarte Organe betrifft, unser Gefühl als Frau entscheidend beeinflusst. Jede Frau fühlt sich z. B. sexuell gehemmt, wenn sie größere Hämorrhoiden hat, auch wenn diese gar nicht weh tun. Eine große Verunsicherung in ihrem Selbstwertgefühl erfährt sie auch, wenn während der Schwangerschaft oder nach einer Geburt unkontrolliert Urin abgeht, beispielsweise beim Laufen, Husten, Heben.

Umgekehrt können wir durch einen leistungsfähigen, kräftigen Beckenboden eine hohe innere Zufriedenheit empfinden. Diese mag oberflächlich oder auch sehr tiefgreifend sein – je nachdem, wobei wir diese Kraft in uns gefühlt haben, einfach nur auf der Toilette, bei der körperlichen Liebe oder bei der Geburt eines Kindes.

Obwohl sicher alle Frauen diese körperlich-seelischen Empfindungen ganz stark spüren, gibt es nur wenige Informationsquellen über diesen wichtigen Körperteil. Wir erfahren darüber nichts in der Schule oder an der Universität, selbst in der Ausbildung zu so »beckenbodennahen« Berufen wie Frauenärztin, Hebamme oder Krankengymnastin werden über den Beckenboden kaum Kenntnisse vermittelt. Und auch Großmütter, Mütter und Tanten wissen darüber meist so gut wie nichts. So hat der Beckenboden für viele von uns nur etwas mit dem Po oder einer diffusen Zone »zwischen den Beinen« zu tun, ein Muskel, den wir irgendwie zusammenkneifen und lockerlassen können, der uns aber kaum vertraut ist. Dass die Öffnungen für unsere körperlichen Ausscheidungen Urin und Stuhlgang so dicht bei unserer Scheide liegen, mag Frauen überdies leicht glauben lassen, ihr Intimbereich sei unsauber, unschön oder etwas, was tunlichst zu verbergen ist, das nicht anzufassen ist und dessen Funktionen auch im Dunkeln bleiben müssen.

Wie wir uns dem Thema Beckenboden genähert haben

Susanne Kitchenham

Noch in meine frühe Schulzeit fällt die Erinnerung an Erlebnisse, die ich – angesichts der damit verbundenen Verschwiegenheit – richtigerweise als »Frauensache« einstufte: Es war der große Aufstand, den meine Großmutter veranstaltete, wenn sie einen Termin beim Frauenarzt hatte. Dreißig Lebensjahre lang trug sie einen Scheidenring, ein Pessar, das regelmäßig ausgewechselt werden musste. Die letzten vier Jahre ihres Lebens übernahm ich die Betreuung der inzwischen geistig und körperlich senilen Dame. Ich war mittlerweile Krankenschwester,

Hebamme und Mutter. Ihre Verwirrtheit war an den Tagen des Pessarwechsels natürlich besonders groß. Meine Großmutter hatte Angst vor einer Prozedur, die auch wegen dieser Angst nie hinterfragt worden war. Sie lag völlig verkrampft auf dem gynäkologischen Stuhl. Die Mundwinkel heruntergezogen, die Nasenflügel gebläht, atmen konnte sie kaum, ihre Hände umklammerten das Stuhlgestänge. Ich habe mich nie offen über ihre Frauen- und Senkungsprobleme unterhalten können, es war ein aus Scham und Anstand totgeschwiegenes Thema.

Frauen aus jüngeren Generationen sind sicherlich freier im Umgang mit solchen Fragen, in ihrer Wahrnehmung als Frau und im Verstehen ihrer weiblichen Körperfunktionen. Sie informieren sich hauptsächlich über Bücher, einige in Frauengruppen und Seminaren. Sie versuchen auf diese Weise, zu einer individuellen weiblichen Selbstsicherheit zu gelangen. Ihr Selbstwertgefühl braucht die Selbstachtung auf diesem ganzen Gebiet. Und das ist gut so.

Im Jahre 1970 habe ich meine Hebammenausbildung beendet und bin – mit einer Unterbrechung von zwei Jahren – seither immer in diesem Beruf tätig gewesen. Seit 1980 arbeite ich freiberuflich und begleite Haus- und Klinikgeburten. Aber ich verbringe nur einen geringeren Teil meiner Arbeitszeit bei Entbindungen. Die meiste Zeit investiere ich in Kurse für Geburtsvorbereitung, in die Beratung und Betreuung von Schwangeren und Wöchnerinnen, in Kurse über natürliche Familienplanung und für eine aufbauende Beckenbodengymnastik. Alle diese Bereiche gehören mit zum Arbeitsfeld einer Hebamme, auch wenn es leider nur wenigen möglich ist, ihren Beruf in dieser umfassenden Sicht auszuüben.

Nachtwache im Kreißsaal

Es war 1979, als mir zum ersten Mal bewusst wurde, wie notwendig ein Buch über den weiblichen Schoß im Allgemeinen und den Beckenboden im Speziellen wäre. Damals rief mich während einer Nachtwache im Kreißsaal eine junge Frau an, die ich sechs Monate zuvor entbunden hatte. Wir hatten uns schon vor der Geburt gekannt und ein enges Vertrauensverhältnis entwickelt, da sie mit ihrem Partner meinen »Vorbereitungskurs für werdende Eltern« besucht und ich sie mehrfach gemeinsam beraten hatte. Die Stimme der jungen Frau, Bärbel, klang so verzweifelt, dass ich ihr vorschlug, mich sofort, noch in der Nacht, zu besuchen. Ihr Frauenarzt hatte ihr während einer Krebsfrüherkennungsuntersuchung mitgeteilt, ihr Beckenboden sei derartig geschwächt, dass wohl eine Operation unumgänglich sei, um das Gewebe zu heben und zu straffen. Dabei hatte sie die ihr von der Krankengymnastin gezeigten Übungen auch noch im Anschluss an die Wochenbettzeit geturnt und acht Wochen nach der Geburt an einer Rückbildungsgymnastik teilgenommen.

Als Bärbel zu mir kam, untersuchte ich sie erst einmal vaginal. Der Scheideneingang war leicht geöffnet, so dass ich die sich weich zur Mitte hin treffenden Scheidenwände sehen konnte. Als ich vorsichtig tastete, fühlte ich den zu tief stehenden Muttermund und die locker nach hinten gekippte Gebärmutter. Bärbel wusste, dass die Gebärmutter vor der Schwangerschaft normal nach vorne gekippt gewesen war. Ich musste ihr also bestätigen, dass eine Beckenbodenschwäche vorlag und die Gebärmutter sich leicht gesenkt hatte. Die Beckenbodenmuskeln hatten aber einen recht guten Tonus. Obwohl sie bei der Untersuchung ganz weich und wie nicht vorhanden waren, konnte Bärbel sie nach meiner Aufforderung gut einsetzen. Wie konnte es trotz ihrer genau ausgeführten Gymnastikübungen zu dieser Senkung gekommen sein?

Die Unterlagen der Gymnastik hatte sie mitgebracht, denn ich wollte ihr einige für sie besonders wichtige heraussuchen. Doch als ich sah, was sie da geturnt hatte, war meine Bestürzung groß: Es war keine einzige geeignete Übung dabei, schlimmer noch, die meisten waren ausgesprochen belastend für den Beckenboden. Ich hatte meine Ausbildung zur Hebamme in England erhalten und dort fundierten Unterricht in Wochenbett- und Rückbildungsgymnastik bekommen. In England gibt es im Pro-Kopf-Vergleich fünfmal so viele Hebammen wie in Deutschland, so dass auch die Neugeborenen- und Wochenbettstationen fast ausschließlich von Hebammen geleitet werden. Dazu gehört natürlich auch die Anleitung zu korrekter Wochenbettgymnastik.

Es war ein Glück, dass in dieser Nachtwache der Kreißsaal leer blieb und wir in Ruhe miteinander sprechen und turnen konnten. Hätte sie nicht so viel Vertrauen gehabt, hätte ich ihr kaum genügend Trost und Mut vermitteln können, dass sie mit einiger Zuversicht und einem gezielten Beckenboden-Stärkungsprogramm das Krankenhaus frühmorgens wieder verließ. Drei Monate später rief mich Bärbel an und war überglücklich – der Frauenarzt hatte bei seiner Untersuchung einen normalen gynäkologischen Befund vorgefunden, von Operation war keine Rede mehr. Bärbel bekam vier Jahre später ihren zweiten Sohn und ist bis heute absolut beschwerdefrei.

Beckenbodenarbeit mit Frauen jeder Altersstufe

Seitdem arbeite ich mit schwangeren Frauen vorbeugend und mit Müttern und älteren Frauen auch nachbereitend an einer Stärkung und Kräftigung des Beckenbodens. Das ist keine leichte Aufgabe, denn als Hebamme bewege ich mich dabei beruflich halbwegs auf einem Gebiet, das hierzulande weitgehend den Krankengymnastinnen vorbehalten ist. Zum Glück habe ich viele von ihnen auf die Geburt vorbereitet und auch später gymnastisch betreut. So weiß ich, dass der gynäkologische Bereich in der Ausbildung zur Krankengymnastin einen äußerst geringen Stellenwert hat, was sich in den vergangenen Jahren an einigen Ausbildungsorten erfreulicherweise zu ändern scheint. Eine Fortbildung in England bei Margaret Williams, einer exzellenten Krankengymnastin, die für den »National Childbirth Trust« arbeitete, bestärkte mich in meinem Vorhaben, mich vor allem um die Beckenboden-Problematik zu kümmern. So konnte ich mit den Jahren immer sicherer Übungen empfehlen und selbst erarbeiten.

Eine gewisse Trauer empfinde ich darüber, dass die Mehrzahl der Gynäkologen den Aufbau eines positiven Beckenbodenbewusstseins immer noch bestenfalls als nette Nebensache ansieht und entsprechend nachlässig und uninteressiert auch auf Fragen von Patientinnen reagiert. Dieses Buch liegt mir deshalb umso mehr am Herzen, und es zu schreiben ist mir mit der Zeit immer mehr zur Verpflichtung geworden. Ich wollte endlich meinen Kursteilnehmerinnen und auch den Hebammen und

Krankengymnastinnen, für die ich seit Jahren Fortbildungsveranstaltungen leite, etwas in die Hand geben können, was ihnen auch nach der Kurszeit eine Hilfe ist. Außerdem möchte ich Frauen, die über ihren Beckenboden wenig oder gar nichts wissen, eine Möglichkeit zum Einstieg in diese Thematik geben, so dass sie selbst oder gemeinsam mit anderen Frauen mit ihrem Beckenboden arbeiten können. Ich freue mich, dass dies nun möglich geworden ist!

Annette Bopp

Beckenbodenprobleme? Ich? Nie! Alles Anstellerei, was man da so hört, vom Tröpfeln beim Springen oder Husten oder Rennen. Ich erinnere mich noch gut an die unsäglichen »Tropfenfänger« aus Baumwolle, die meine Mutter immer in ihre Schlüpfer knüpfte, aber sie war ja auch nicht gerade sportlich. Mir würde das nicht passieren, schließlich machte ich klassisches Ballett und Yoga und hatte auch ansonsten eine ganz gute Kondition.

Die Geburt meiner Tochter stürzte mich jäh von diesem hohen Ross. Drei Stunden Presswehen hatten dafür gesorgt, dass mein Beckenboden nachhaltig geschädigt war. »Da müssen Sie was tun«, hatte mein Gynäkologe bei der Nachuntersuchung noch in eindringlichem Ton gesagt. Der hatte leicht reden! Schließlich hatte ich es nicht zuletzt dem späten Eingreifen der betreuenden Ärztin im Kreißsaal zu verdanken, dass der Beckenboden beim Pressen so überbeansprucht worden war. Hätte sie früher gehandelt, wäre ich vielleicht glimpflicher davongekommen. So schlug ich mich noch Wochen nach der Geburt damit herum, innerhalb von wenigen Minuten eine Toilette zu finden, wenn ich musste – egal, ob »groß« oder »klein«. Mein ehemals aufrechter Gang war in ein zusammengesunkenes Schlurfen mutiert, dem jegliche Spannkraft fehlte. Ich konnte mich selbst manchmal kaum ertragen, so rund war ich geworden – in jeglicher Hinsicht.

Aber was sollte ich tun? Beckenbodengymnastik – was ist das? Wo gibt's Kurse? An wen kann ich mich wenden? Hätte ich nicht über private Verbindungen von Susanne Kitchenham erfahren, ich wäre arg aufgeschmissen gewesen. Aber Susanne war in Hamburg, und ich lebte damals noch in Frankfurt, fast 450 Kilometer entfernt.

Als meine Tochter aus dem Gröbsten raus war und ich schon lange nicht mehr stillte, entschloss ich mich, die Mühsal auf mich zu nehmen und einmal wöchentlich nach Hamburg zu fahren. Der ICE machte es möglich. Nachmittags stieg ich in die Bahn, und knapp dreieinhalb Stunden später war ich in Hamburg. Im Kurs staunten die Frauen nicht schlecht, als sie hörten, woher ich kam.

Anfangs war ich sehr verleitet, wieder überheblich zu werden – das Anspannen des Beckenbodens war mir von meinem Ballett-Unterricht nur zu vertraut. Wie oft hatte mich meine Lehrerin doch angehalten, die Gesäßmuskeln kräftig anzuspannen und »zwischen den Beinen hindurch nach vorne zu holen«. So ähnlich war das jetzt auch wieder. Und doch ganz anders. Aber Susannes Übungstempo und meine Nachlässigkeit beim Üben zu Hause lehrten mich schnell, bescheiden zu bleiben. Ich hatte oft regelrecht zu kämpfen, um die Gymnastik in der geforderten Weise zu schaffen. Oft konnte ich den Beckenboden gar nicht richtig fühlen, dann wieder hatte ich regelrechte Erfolgserlebnisse.

Zeit für mich selbst

Aber es ist so verdammt schwer, den »inneren Schweinehund« zu überwinden und tatsächlich täglich zu üben. Wie oft habe ich das Training aufgeschoben – »heute Abend, wenn die Kinder im Bett sind, dann nehme ich mir die Zeit, ganz bestimmt«. Wie oft hatte ich einfach keine Lust – »nicht schon wieder«. Ich war es einfach leid, ständig irgendwelchen Anforderungen zu genügen, wo doch den ganzen Tag über welche an mich gestellt werden. Natürlich weiß ich genau, dass ich die Beckenbodengymnastik nur für mich turne, und wenn ich nichts mache, bekomme ich mit Sicherheit in Kürze die Quittung. Ich kann es regelrecht spüren, wie der Beckenboden an Spannung verliert, wie er wieder faul und lasch wird. Aber es fällt mir immer noch schwer, mich auf den Hocker zu zwingen und zu üben.

Dabei sind es genau genommen nicht viel mehr als zehn bis zwanzig Minuten, die ich mir Zeit nehmen müsste – Zeit, die ich nur mit mir und für mich verbringe. Und ich weiß: Es ist auch im größten Stress möglich, sich diese Zeit zu nehmen, irgendwann am Tag. Mittags nach dem Essen bin ich meistens am ehesten bereit dazu. Ich bin satt, das Kind hält Mittagsschlaf – ich bin mit mir allein. Keiner stört mich. Ich lege den Walkman neben mich, setze die Kopfhörer auf und höre Susannes Anfeuerungsrufe: »Und jetzt hoch, hoch, noch ein Stückchen, noch ein Stückchen – mehr, mehr, mehr – und entspannen!« Ich habe mir eine Kursstunde mit Hockergymnastik auf Band aufgenommen – so bin ich nicht ganz allein und habe das für mich so wichtige Korrektiv beim Üben. Mit der CD, die mit dieser Neuauflage des Buches erhältlich ist, wird das alles noch perfekter. Denn nach einigen Monaten hatte ich doch einiges vergessen – und so ist es gut, die Anleitung immer wieder im Ohr zu haben. Mit dem Video ist das Üben noch leichter – denn wenn ich auch im Bild sehen kann, was ich tun soll, mache ich noch weniger Fehler.

Ich übe zwar immer noch nicht täglich, wie ich eigentlich müsste, aber doch ein- bis zweimal in der Woche. Und ich berücksichtige wieder viel mehr als sonst die Beckenboden schonenden Stellungen im Alltag. Wenn ich meinen Sohn abends zum Schlafliedchen auf den Arm nehme, dann immer nur in Schrittstellung! In der Hocke stütze ich die Zehenspitzen auf und merke sofort, dass der Beckenboden dann deutlich weniger »aus mir herausfällt«.

Ich werde wahrscheinlich nie wieder die hohe Spannkraft von früher erreichen, und vielleicht ist das auch gar nicht so wichtig. Meine Kinder haben mich sowieso weicher gemacht, in jeglicher Hinsicht. Aber mein Training hilft mir, meine »innere Senkrechte« wieder zu finden, im Lot zu sein und nicht wie ein Wackelpudding hin- und herzuschwanken.

Wir wünschen uns beide, dass wir mit diesem Buch vielen Frauen, die bereits eine Beckenbodenschwäche haben und darunter leiden, Mut machen, mit diesen »verschwiegenen« Muskeln zu arbeiten, sie kennen zu lernen, zu trainieren und bewusst einzusetzen. Und wir wünschen uns auch, dass durch dieses Buch Frauenärztinnen und -ärzte nicht gleich die angeblich einzige Alternative Operation anraten, sondern häufiger als bisher ihren Patientinnen nahe legen, ein solches Training geduldig und konsequent auszuprobieren.

Hamburg, im Juli 2001 Susanne Kitchenham/Annette Bopp

Das Becken im Lebenskreis der Frau

Im Schoßbereich liegen Zentren unserer tiefsten seelischen Eigenempfindungen, die vom ersten Lebenstag an mit geprägt werden und unsere spätere Entwicklung mit beeinflussen. So schmälert beispielsweise eine zu frühe und pedantische Reinlichkeitserziehung das Vertrauen von Kleinkindern in ihre eigene Kraft, verunsichert sie und begleitet sie im Unterbewusstsein ihr Leben lang. Ein Neugeborenes hat ein absolut offenes Becken, egal, welchen Geschlechtes es ist. Die Blase entleert sich reflexgesteuert, wenn sich eine bestimmte Menge an Urin angesammelt hat oder ein Kältereiz sie dazu anregt. Der Darm entleert sich ebenso reflektorisch, wenn der Enddarm Stuhlgang enthält, oder durch massageähnliches Streichen des Afters. Mit rund 18 Monaten erfahren Babys, dass sie diese Körperfunktionen mehr und mehr beeinflussen können, bis sie im Alter von etwa drei Jahren »windelfrei« und damit »sauber« geworden sind. Eltern fühlen sich meist fälschlicherweise berufen, diesen Entwicklungsprozess zu beschleunigen. So erleben diese kleinen Kinder zumeist, dass das, was sie selbst als angenehme Eigenaktivität des Herausschiebens empfinden, von den Eltern verabscheut und abgelehnt wird.

Die großen Folgen des kleinen Unterschieds

Nach dem dritten Lebensjahr werden Jungen und Mädchen, was ihren Genitalbereich angeht, meist unterschiedlich erzogen. Penis und Hodensack sind für jeden drei- bis vierjährigen Jungen etwas Selbstverständliches, und er kennt diese Körperteile bis in die kleinsten Fältchen hinein. Dass er sich dort gerne und oft berührt, besonders wenn keine Kleidung dabei stört, kritisieren Erwachsene selten. Er muss ja auch den Penis halten und führen lernen, um den Pinkelstrahl zu lenken. Das Vorbild des Vaters ist hierbei ganz wichtig. Nicht nur unbewusst signalisieren Vater und Sohn sich gegenseitig, dass sie diesen Umgang mit den Geschlechtsteilen als gut und befriedigend empfinden. Die meisten Erwachsenen lächeln verständnisvoll, wenn sie einen vierjährigen Nackedei in der Badeanstalt stehen sehen, der spielende Kinder beobachtet und nebenbei seinen Zeigefinger rund um seinen Penis kreisen lässt.

Wie anders jedoch ist die Reaktion, wenn ein kleines Mädchen den Zeigefinger rund um die Klitoris kreisen lässt! Sie schauen weg, übergehen das Gesehene. Die Mutter wird das Kind vielleicht zu sich rufen, um es abzulenken oder womöglich zurechtzuweisen. Für das kleine Mädchen gibt es meist kein Vorbild und keine Aufforderung, die eigenen Geschlechtsteile zu berühren; keine Bestätigung von Seiten der Mutter, die zeigen könnte, dass es angenehm ist, Schamlippen, Klitoris und Scheide zu berühren und zu erforschen. Erst neuerdings beginnt sich dieses Mutter-Tochter-Verhalten etwas zu verändern. Die meisten Mädchen wachsen jedoch immer noch ohne selbstverständliche Aufklärung über ihre Genitalien heran. Sie freuen sich zwar über das schöne Gefühl, wenn sie ihre äußeren Geschlechtsteile reiben, aber sie tun dies meist heimlich im Bett. Mit Beginn der Pubertät verändert sich dann derartig viel, dass es Mädchen oft selbst überrascht, wie anders sie aussehen. Der Schamhügel wird runder, und der erste Haarflaum wächst. Die kleinen Schamlippen werden größer und sehen ganz anders aus als vorher. Die Brustwarzen jucken und pieksen, und es wachsen runde, feste Brüste. Im Höschen erscheinen Flecken von Weißfluss. Zum Glück nehmen heute Mütter spätestens dies zum Anlass, ihre Töchter darauf vorzubereiten, dass größere Mädchen und Frauen eine monatliche Blutung haben und was dies bedeutet.

Die Scham ist vorbei? Schön wär's!

Einem Mädchen aber durch das Vorleben einer bewussten Weiblichkeit und mit ehrlichen, liebevollen Gesprächen zu einem angstfreien Start in die »fruchtbaren Jahre« zu verhelfen, bringt viele Mütter noch in Schwierigkeiten. Natürlich spielen hier auch die Beziehungen des Vaters zu Frau und Tochter eine große Rolle. Ebenso wirkt sich das weitere Umfeld, insbesondere die Schule, positiv oder negativ auf das Eigenempfinden der Mädchen aus. Die meisten empfinden die Regelblutung auch heute noch als peinlich. Sie verstecken sie mit Tampons und hauchdünnen Binden, damit niemand etwas davon mitkriegt.

Selbst Mütter, die ansonsten recht frei zu ihrer eigenen Weiblichkeit gefunden haben, können sich dieser Anpassung nach außen oft nicht entziehen, auch wenn im Familienkreis Binden- und Tamponpäckchen offen in der Toilette liegen und ein blutiger Slip nicht mehr klammheimlich in die Waschmaschine gesteckt wird. Schon beim ersten Auftreten ihres lebendigsten Fruchtbarkeitszeichens, der Regelblutung, lernen Mädchen, diese zu verstecken. Einer Freundin wird der Umstand heimlich zugetuschelt und dem Turn- oder Schwimmlehrer müssen Mädchen auch heutzutage noch eine schriftliche Entschuldigung über die »Unpässlichkeit« bringen, was viele als peinlich und erniedrigend erleben.

So ist auch heute noch jedes junge Mädchen auf Hilfe angewiesen, um sich gegen ein Umfeld, das ihre Weiblichkeit eher herabwürdigt, ein positives Selbstbild als Frau aufzubauen. Dies ist umso schwerer, als das äußere Idealbild der Frau nicht mehr weiblich-runde, sondern eher knabenhaft-schmalhüftige Konturen trägt. Das Thema Onanieren bzw. weibliche Sexualität übergehen viele aufklärende Bücher und Schriften. Auch hier ist der Unterschied zwischen den Geschlechtern gravierend. Ein Junge hat seinen ersten Samenerguss meist ohne Angst. Er hat vielleicht schon öfter versucht, einen zu produzieren, zumal seine Kumpels – und vielleicht auch er selbst – schon damit prahlen. Befleckte Taschentücher oder Bettwäsche nehmen die Eltern eher selbstverständlich zur Kenntnis, vielleicht sogar mit Stolz. Das Mädchen hingegen ist sich weitgehend selbst überlassen, wenn es sich zwischen dem 9. und 13. Lebensjahr an Schamlippen und Klitoris berührt und dadurch – meist völlig überraschend – einen Orgasmus erlebt. Die meisten Mädchen behalten dieses Erlebnis für sich. Gleichaltrige würden ebenso wenig wie die Eltern positiv darauf reagieren. Es gibt sogar noch Erwachsene, die ihren Töchtern deutlich signalisieren, Selbstbefriedigung sei ungesund oder etwas, was Mädchen anstandshalber nicht tun sollten. Darüber hinaus tragen die natürlichen Gefühle von Scham und Abgrenzung, die sich durch die Pubertät einstellen, dazu bei, dass auch heute noch viele Frauen sich selbst fremd sind. Sie haben weder ihre äußeren Genitalien mit einem Spiegel, noch ihre Scheide mit dem eigenen Finger für sich wahrgenommen.

Immer noch übergehen viele Aufklärungsbücher das Thema weibliche Sexualität.

Veränderungen im weiblichen Körper

Mit Einsetzen eines regelmäßigen Zyklusablaufs muss sich das Mädchen an sehr unterschiedliche Wahrnehmungen aus ihrem Becken gewöhnen. Der Vaginalschleim verändert sich ständig; je nach Zykluslage fühlt es sich am Scheideneingang trocken, feucht oder glitschig-nass an. Den Eisprung empfinden viele Frauen als ein Ziehen im seitlichen Unterbauch, das Aufrichten der Gebärmutter zur Zeit des Eisprungs eher als Ziehen über der Schambeinfuge. Setzt die Blutung ein, fühlen sich die Schamlippen oft schwer an, manchmal sind sie dicker und empfindlicher als sonst. Besonders viele junge Frauen leiden zu Beginn der Menstruation unter Beschwerden: leichtes bis krampfartiges Ziehen im Unterbauch, Glieder- und Kopfschmerzen. Diese Beschwerden halten oft nur einige Stunden, manchmal auch ein bis zwei Tage an.

Erst in der zweiten Hälfte der Pubertät beginnen Mädchen, meist ganz gezielt Interesse am anderen Geschlecht zu hegen. Wie sie sich bis jetzt in ihrer Weiblichkeit gefühlt haben, wird in starkem Maße mitbestimmen, wie ihre ersten Erlebnisse in der geschlechtlichen Liebe verlaufen werden. Die Kraft der sexuellen Sehnsucht, Lust und Befriedigung wächst bei der Frau bis ins vierte Jahrzehnt und bleibt ihr bis ins hohe Alter erhalten. In dieser Zeit wird sie eventuell Schwangerschaft und Geburt erleben – die gewaltigsten Veränderungen des menschlichen Körpers und seiner Seele überhaupt. Die Schwangerschaft beginnt im Zentrum des Beckens, wird durch das Becken getragen, und das Kind wird aus dem Becken geboren. Die individuellen Erfahrungen der Schwangerschaft, Geburt und besonders die der frühen Mutterschaft werden ihr weiteres Leben als Frau maßgeblich bestimmen. Die absolute Hilflosigkeit des neugeborenen kleinen Menschen lässt die Mutter Macht und Ohnmacht durchleben. Kein Wunder, dass durch diese Auf- und Hingabe Frauen die Basis des Lebens und dadurch Wurzeln als Frau spüren und aufbauen können.

Der Energiefluss im Schoßbereich

Diese Basis, aus der Frauen ein Gutteil ihrer Schaffenskraft schöpfen, besteht – in Anlehnung an asiatische Vorstellungen von den Lebensvorgängen – im Wesentlichen aus zwei Energiezentren (»Chakren«) im Schoßbereich. Lebensprozesse, die hier organisiert werden, sind die der Arterhaltung, des Überlebens, der Beziehung zur Umwelt – das heißt Lebensfreude, Nähe und Sexualität. Sie werden geschützt und getragen durch einen kraftvollen Beckenboden, aber auch geschwächt und beeinträchtigt durch einen energiearmen. Steht in diesem Schoßbereich der Energiefluss nicht im Gleichgewicht, beeinträchtigt dies in hohem Maße den Lebensabschnitt zwischen jungem Erwachsensein und den Wechseljahren. Solches Ungleichgewicht hat seine Ursache entweder in zu hoher Spannung im Schoßbereich, die nicht losgelassen werden kann, oder in fehlender Kraft, genügend Spannung zu halten. Beides trifft eine Frau zentral und hemmt ihre befriedigende Eigenentwicklung.

Verspannungen

Verspannungen im Schoßbereich resultieren am häufigsten aus Erlebnissen der frühen Kindheit, die im tiefsten fundamentalen Ich verunsichernd wirken. Beispiele hierfür wären eine übertrieben schambesetzte, von Verboten, Angst und Unwissen geprägte Sexualerziehung. Als »frühkindlicher Vertrauensverlust« wird z. B. eine Situation bezeichnet, die ein sechs Monate alter Säugling durchlebt, wenn er ohne seine Mutter ins Krankenhaus muss. Das ist ein für ihn unerklärlicher, aus allem Vertrauten herausgerissener Zustand. Besonders zerstörerisch wirken sich Erlebnisse sexueller Misshandlungen aus, ob im Kindes- oder Jugend- oder Erwachsenenalter. Auch traumatische Geburtserlebnisse tragen dazu bei. Dabei ist es möglich, dass die Geburt von der klinischen Beurteilung her durchaus normal verlief, seelisch jedoch sehr verletzend erlebt wurde.

Erlebnisse der frühen Kindheit, die tief verunsichernd wirken.

Einen offenen Schoßbereich, der alle verfügbare Kraft abgegeben hat, fühlen Frauen in den ersten Stunden und Tagen nach einer Geburt besonders deutlich. Bis zum fünften Wochenbett-Tag nimmt die Kraft im Beckenboden langsam wieder zu, was auch deutlich spürbar ist. Es kann aber sein, dass dieser Vorgang nur verzögert einsetzt oder sich die Spannung im Becken nicht im gewohnten Maß wieder aufbaut. Wir wollen in diesem Buch besonders die hieraus resultierenden Probleme erörtern und Hilfsmaßnahmen aufzeigen.

Wechseljahre

Während und nach den Wechseljahren verändern sich Frauen auch in ihrem körperlichen Erscheinungsbild. Die Umstellung im Hormonhaushalt empfinden die meisten als negativ und führen alle auftretenden Befindlichkeitsstörungen darauf zurück. Hormontabletten oder -spritzen dienen vielen als willkommene Möglichkeit, das Altern zu verzögern und Hitzewallungen oder andere Wechseljahrszeichen zu unterdrücken. Hormone sind zwar sinnvoll für Frauen, die ein erhöhtes Risiko haben, an Knochenentkalkung (»Osteoporose«) zu erkranken oder sehr stark unter Wechseljahrsbeschwerden leiden, aber sie sind beileibe kein Wundermittel, das die Wechseljahre unterdrücken kann, und sie sind keineswegs frei von unerwünschten Wirkungen. Sie belasten das venöse Gefäßsystem, was bei entsprechender Veranlagung Krampfadern, Thrombosen oder Embolien begünstigen kann. Der Blutdruck kann sich erhöhen, und ein Brustkrebsrisiko ist heute vor allem bei langjähriger Behandlung kaum auszuschließen. Auch klagen Frauen, die Hormone schlucken, öfter über Blutungen und müssen sich häufiger einer Ausschabung unterziehen.

Viele Frauen entwickeln in der Zeit der Wechseljahre eine enorme Kraft und Ausdauer.

Wenn sich bei einer Frau allerdings Kraft und Entspannung in ihrem Becken die Waage halten und sie ansonsten wenig oder keine Beschwerden hat, wird sie auch nach Aussetzen ihrer Menstruation selten plötzliche Veränderungen wahrnehmen. Dass es sich sogar positiv auswirken kann, wenn sich der Hormonhaushalt während des Wechsels verändert, wird selten hervorgehoben. Viele Frauen entwickeln gerade in dieser Zeit eine enorme Kraft und Ausdauer. Frühere Kulturen wussten diese Eigenschaften noch zu schätzen – vor etwa 500 Jahren waren Frauen in fortgeschrittenem Alter hoch geachtet. Die Ausübung des Hebammenberufs beispielsweise, eine in der damaligen Zeit sehr angesehene Tätigkeit, war Frauen erst nach den Wechseljahren gestattet.

Alte Junge – junge Alte

Wann das Altern beginnt, ist von vielen Faktoren abhängig. So kennen wir »alte« 40-jährige und »junge« 80-jährige Frauen wie Männer. Menschen, die in Harmonie ihr Leben ausklingen lassen, lehren uns, dass auch diese Phase erfüllt und voller Sinn sein kann. Die Erfahrung aus zahlreichen Beckenbodenkursen mit Frauen zwischen 18 und 80 Jahren lehrt, dass wir in jedem Alter etwas erarbeiten können, und dass diese Erfahrung jede Frau wunderbar bereichert. Sie macht aber auch klar, dass der wichtigste Ansatzpunkt dafür, dass solche Erfahrungen überhaupt möglich sind, darin liegt, unsere Kinder darin zu unterstützen, in den ersten Lebensjahren ein natürliches, schönes Körperbewusstsein zu entwickeln. Damit lernen sie, sich selbst und ihrem Leben weniger mit Unsicherheit und Angst, als vielmehr mit Offenheit und Vertrauen zu begegnen.

Der Beckenboden

Der Beckenboden besteht aus gitterförmig und in Schlingen verlaufenden Muskeln, die am knöchernen Becken angebracht sind. Sie schließen den Bauchraum nach unten ab und tragen und stützen die Organe des kleinen Beckens, ähnlich wie eine Hängematte. Außerdem halten sie die durchtretenden Öffnungen von Harnröhre, Scheide und Enddarm geschlossen. Zu gegebener Zeit müssen diese Muskeln sich lockern oder öffnen, um so das Entleeren von Blase und Enddarm zu unterstützen bzw. die Scheidenöffnung und -elastizität bei Geschlechtsverkehr und Geburt zu ermöglichen. Das kraftvolle Tragen, Stützen und Verschließen ist für unser Wohlbefinden ebenso wichtig wie das Öffnen.

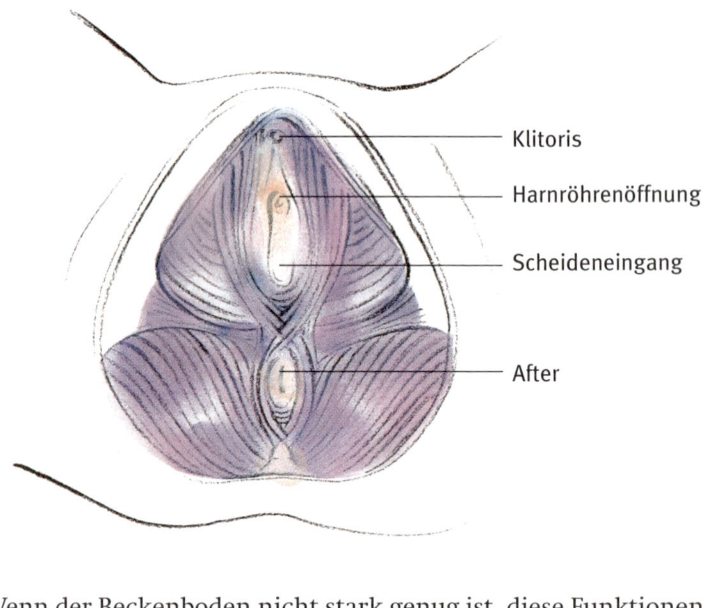

Abb.1: Der Beckenboden (Gesamtansicht)

Wenn der Beckenboden nicht stark genug ist, diese Funktionen wahrzunehmen, ist das für uns immer belastend. Das gilt für den Verschluss der Blase und die Funktionstüchtigkeit des Blasenschließmuskels ebenso wie für den Afterschließmuskel, dessen Funktion durch Einrisse bei der Geburt und nachfolgende Narben eingeschränkt sein kann. Die dabei entstehende Hilflosigkeit erschüttert das Selbstwertgefühl vieler Frauen nachhaltig. Das liegt daran, dass die Beckenbodenmuskeln im Vergleich zu anderen Muskelgruppen unsichtbar sind und teilweise so tief im Körperinneren liegen, dass wir An- und Entspannung nur schwer wahrnehmen können. Hinzu kommt sicherlich bei vielen Menschen eine Scheu gegenüber dieser Körperregion, die mit Sexualität, vor allem aber mit Ausscheidungen – Stuhlgang, Urin und Ausfluss – und dadurch mit eventueller Unsauberkeit verbunden ist.

Große Unwissenheit allerseits

Wohl aus den hier genannten Gründen kommt der Beckenboden im Biologieunterricht an Schulen kaum vor; sogar in der Ausbildung von Krankengymnastinnen und Hebammen (im Anatomie- und Physiologieunterricht) wird er selten detailliert besprochen. Auch Ärzte haben den Beckenboden oft nur am Rande kennen gelernt. Selbst Mediziner mit auf den Beckenboden bezogenen Fachgebieten wie Gynäkologie oder Urologie bringen nicht immer das Wissen für seine vielfältigen Aufgaben und Fähigkeiten mit.

Wie wichtig ein gutes Grundwissen und die Wahrnehmung dieser Körpermuskeln ist, zeigt die jahrzehntelange Arbeit mit Frauen mit Beckenbodenbeschwerden. Erst wenn wir diese Muskeln kennen und ihre Arbeitsweise verstanden und in uns gefühlt haben, können wir sie gezielt in die Lebensbewegungen unseres Körpers einbeziehen, sie durch Kraftübungen aufbauen und bewusster loslassen.

Drei Muskelschichten

Der Beckenboden besteht aus drei Muskelschichten, die übereinander liegen. Die jeweiligen Muskelfasern dieser Schichten laufen abwechselnd von vorne nach hinten, von rechts nach links und wieder von vorne nach hinten, so dass eine gitterartige Struktur entsteht. Die einzelnen Schichten haben unterschiedliche Aufgaben, und dadurch können wir sie in unserem Körper auch gut wahrnehmen. Wenn wir genau spüren, wie die einzelnen Beckenbodenschichten arbeiten, setzen wir sie gezielter und damit effektiver ein. Es ist allerdings oftmals etwas schwierig, diese unsichtbar arbeitenden Muskeln zu spüren, denn wir können sie nicht kontrollieren, indem wir einfach hinschauen oder die Hand auflegen. Wir sind vielmehr gezwungen, genau in uns hineinzufühlen. Das ist zwar anfangs für viele nicht ganz einfach, es lohnt sich aber immer!

Die unterste Beckenbodenschicht

Diese Beckenbodenschicht verläuft direkt unter der Hautoberfläche und besteht aus drei Muskeln: einem Muskelhaltekreuz, dem U-Muskel und dem Afterschließmuskel.

Das Muskelhaltekreuz Es besteht aus zwei Muskelsträngen, die von der unteren Innenkante des Schambeins nach hinten laufen und am Kreuzbeinende befestigt sind. Die Muskelstränge kreuzen sich zwischen Scheide und After. Dabei laufen sie nicht aneinander vorbei, sondern die Fasern mischen sich, so dass ein fester Kreuzpunkt entsteht. Das ist der Punkt des zentralen Haltekreuzes (Centrum tendinei). In dem vorderen »V« des Kreuzes liegen Klitoris, Harnröhrenöffnung und Scheide, in dem hinteren »V« der After. Hinter dem After schließen sich die

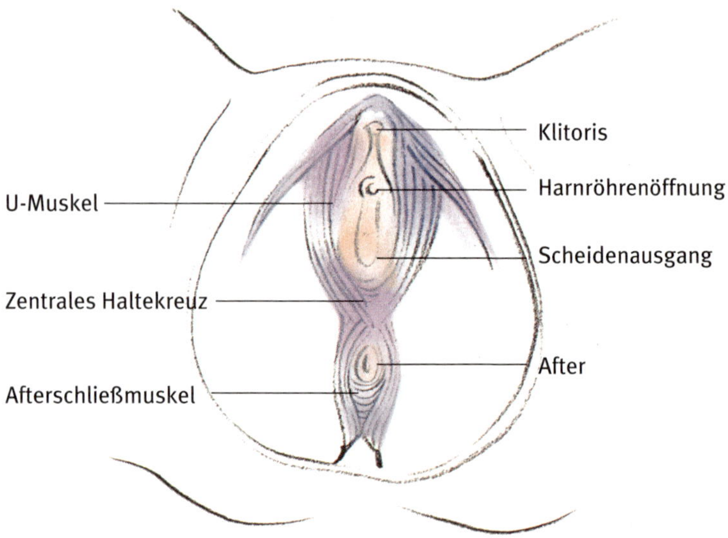

Abb. 2: Die unterste Beckenbodenschicht

beiden Muskelstränge, um sich gemeinsam am Kreuzbein zu verankern, so dass sie – wenn man von unten draufschaut – aussehen wie eine »8«.

Medizinisch wird das Muskelhaltekreuz »Musculus pubococcygeus« genannt. Es gibt den beiden anderen Muskeln dieser Beckenbodenschicht Halt und unterstützt sie bei ihren Tätigkeiten.

Der U-Muskel Er verläuft – der Name verrät es – wie ein »U«. Auch er entspringt an der unteren seitlichen Innenkante des Schambeins und verläuft neben den Strängen des Haltekreuzes um die Scheide herum und zurück zum Schambein. Zwischen Scheide und After vermischt er sich mit dem Haltekreuz. Seine Muskelfasern sind weich. Einige laufen in die unteren Scheidenwände hinein, einige zur Klitoris und andere zum Harnröhrenausgang. Sie unterstützen die Funktion des Harnröhrenschließmuskels. Müssen wir diesen wegen einer vollen Blase fest anspannen, geht dieser Impuls auch auf den U-Muskel über, und wir verkürzen das U ein bisschen. Der U-Muskel hilft mit, den Scheideneingang leicht geschlossen zu halten. Bei sexueller Erregung haben die Muskelfasern leicht aufrichtende (»erektile«) Eigenschaften. Dies verstärkt die Wahrnehmungsfähigkeit und lässt den Scheideneingang weicher und lockerer werden. Mediziner nennen den U-Muskel »Musculus bulbospongiosus«.

Der Afterschließmuskel Er besteht aus zwei Bündeln Ringmuskeln, die dicht unter der Hautoberfläche liegen und sich seitlich mit den Muskelfasern des Haltekreuzes vermischen. Beim weiblichen Beckenboden vereinen sich diese Bündel zur Scheide hin, das erleichtert das Aufdehnen unter der Geburt. Die Aufgabe des Afterschließmuskels besteht darin, den Enddarm dicht zu verschließen. Medizinisch wird er als »Musculus sphincter ani« bezeichnet.

U-Muskel und Afterschließmuskel Sie sind beide mit ihren Muskelfasern direkt mit dem Haltekreuz verbunden, wodurch eine zusammenhängende Muskelschicht entsteht, die nicht einzeln benutzt werden kann. Spannen wir den U-Muskel an, so zieht dieser den Kreuzpunkt zwischen Scheide und After etwas nach vorne, denn hier mischen sich die Muskelfasern von Haltekreuz- und U-Muskel. Auch der Afterschließmuskel wird durch seine Verbindung zum Haltekreuz mit angespannt und leicht nach vorne gezogen. Umgekehrt fühlen wir, wie sich auch der U-Muskel mit anspannt, wenn wir den Afterschließmuskel zusammenziehen.

So fühlt es sich an

Diese untere Beckenbodenschicht hat noch ein besonderes Merkmal, an dem wir sie wahrnehmen können: Sie kann für sich, ohne jeden anderen Muskel des Körpers, angespannt werden. Die Oberschenkel- und Gesäßmuskeln bleiben locker. Auch die Bauchmuskeln sind ganz entspannt, allerdings gelingt es meist erst mit etwas Übung, sie wirklich ganz in Ruhe zu lassen. Wer will, kann einfach mal probieren, wie sich dieses unterste Beckenbodenpaket anfühlt: Wir setzen uns auf einen Stuhl mit fester Sitzfläche entspannt hin, atmen weich in uns hinein und lassen beim Ausatmen Schultern und Arme locker hängen. Die Hände liegen entspannt auf den Oberschenkeln. Nun versuchen wir, die direkt unter der Hautoberfläche verlaufenden Muskeln, so sanft es nur möglich ist, »anzuticken«. Je sanfter dies gelingt, umso leichter erkennen wir, ob wir nur zwischen den Oberschenkeln etwas bewegt haben oder ob noch Oberschenkel- und Gesäßmuskeln mitmachen. Wir können diese unterste Beckenbodenschicht abwechselnd anspannen und lockerlassen und dabei genau darauf achten, dass sich sonst nirgendwo ein Muskel mitbewegt. Danach können wir die Muskeln auch langsam mehr anspannen. Spüren wir dabei gut in uns hinein, wird uns klar, dass wir den Afterschließmuskel und den U-Muskel benutzen. Konzentrieren wir uns auf den U-Muskel, spüren wir, dass er unter den großen Schamlippen verläuft, denn es kommt uns vor, als ob diese bei der Übung etwas »wippen«. Viele Frauen empfinden es auch so, als würden sie mit den Schamlippen »blinzeln«.

Die mittlere Beckenbodenschicht

Diese Muskelschicht liegt über der eben beschriebenen unteren Schicht, also zum Körperinneren hin, wobei die Muskelfa-

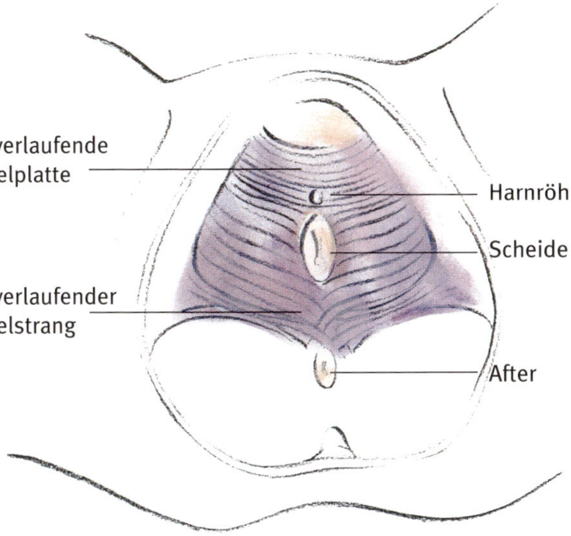

Abb. 3: Die mittlere Beckenbodenschicht

sern von rechts nach links verlaufen. Sie besteht aus zwei Muskeln: einem oberflächlichen quer verlaufenden Muskelstrang und einer tiefer liegenden, ebenso quer verlaufenden Muskelplatte.

Der oberflächliche Muskel Er ist schwach und schmal. Er läuft von der Innenseite des Sitzbeinhöckers in den Muskelkreuzpunkt der untersten Beckenbodenschicht und wieder hinaus zum anderen Sitzbeinhöcker. Er hat lediglich eine stabilisierende Funktion. Sein medizinischer Name ist »Musculus transversus perinei superficialis«.

Die tiefer liegende, quer verlaufende Muskelplatte Sie besteht aus Muskelfasern, die von der rechten Innenseite des knöchernen Beckens hinüber zur linken Innenseite verlaufen. Sie beginnen etwas über dem oberflächlichen, quer verlaufenden Muskelstrang und liegen dicht an dicht bis zum Schambein, so dass diese Muskelplatte den Beckenausgang zu drei Vierteln abdeckt. Die hintersten und längsten Muskelfasern vermengen sich ebenfalls in dem Muskelkreuz zwischen Scheide und After, nur der After liegt frei. Die Muskelplatte ist von beiden Seiten in eine Schicht festen Bindegewebes eingebettet. Mediziner nennen diese Muskelplatte »Musculus transversus perinei profundus«.

Der Anteil an Muskelgewebe in dieser Muskelplatte ist je nach Geschlecht sehr unterschiedlich. Männer haben hier fast doppelt so viel Muskulatur wie Frauen. Zusätzlich wird diese Muskelplatte bei der Frau durch die senkrecht zu den Muskelfasern durchtretende Scheide geschwächt. Hätten Frauen als mittlere Beckenbodenschicht eine so dicke und kräftige Muskelplatte wie Männer, würden es ihre Kinder während des Geburtsvorgangs sehr schwer haben, diesen Widerstand mit ihrem Köpfchen beiseite zu schieben.

Welche Aufgabe hat diese Muskelschicht?

Die Aufgabe dieses Muskels ist es, den knöchernen Beckenausgang seitlich zu verengen, wenn vom Bauchraum her Druck nach unten ausgeübt wird. Alle langen Muskelfasern ziehen sich zur Mitte hin zusammen, wenn sie angespannt werden. Sie bewegen dabei das knöcherne Skelett, ähnlich wie z. B. der Bizepsmuskel am Oberarm den Unterarm heranziehen kann. Genauso ziehen die Fasern der Muskelplatte beidseitig an den von der Schambeinbrücke bis zu den Sitzbeinhöckern laufenden knöchernen Teilen des Beckens und ziehen sie zusammen. Wir spüren das daran, dass die Sitzbeinhöcker zueinander gezogen werden, wenn wir diese Beckenbodenschicht fest anspannen.

Anders als bei der unteren Beckenbodenschicht werden hier jedoch unweigerlich viele andere Muskeln, die die Muskelplatte bei ihrer Arbeit unterstützen, gleichzeitig mit angespannt. Deutlich spürbar ist z. B. die Mitarbeit der Oberschenkel- und Gesäßmuskeln, aber gleichzeitig auch die der Bauch- und Rückenmuskulatur.

So fühlt es sich an

Probieren wir das einmal aus: Wir setzen uns aufrecht auf einen möglichst harten Stuhl. Bitte kein weiches Polsterkissen unterlegen, weil es darum geht, die Sitzbeinhöcker besonders deutlich fühlen zu können. Erst müssen wir ganz locker sein und einmal ruhig ein- und wieder ausatmen. Am besten legen wir unsere Hände auf den Schoß, damit wir auch die Schultern schön entspannen können. Nun wackeln wir ein wenig mit dem Po auf dem Stuhl hin und her und nehmen dabei die Sitzbeinhöcker wahr. Ganz langsam wollen wir uns zu ihnen vortasten, um sie zusammenzuziehen. Nur wer in Zeitlupe arbeitet, kann merken, dass wir erst die unterste Beckenbodenschicht anheben müssen, bevor wir die Sitzbeinhöcker zueinander ziehen können. Wenn sie sich dann zueinander hinbewegen, lohnt es sich herauszufinden, wie viel Kraft wir entwickeln können, um sie immer noch weiter zusammenzuziehen. Wenn wir jetzt auch noch versuchen, sie in dieser Stellung festzuhalten, kommt es uns vor, als würde unser Unterleib in einem Schraubstock stecken – so fest spannen wir dabei alle Muskeln an. Aber keine Bange: Mit zunehmender Übung verschwindet dieses Gefühl. Wenn wir nun langsam lockerlassen, spüren wir zum Schluss, wie sich die Sitzbeinhöcker von der Mitte her wieder aufstellen.

Bei dieser Übung spüren wir deutlich unsere Sitzbeinhöcker.

Haben wir die Sitzbeinhöcker tatsächlich zueinander gezogen, sind wir dabei mit geradem Rücken aufgerichtet worden. Aber Vorsicht: Die Sitzbeinhöcker können auch von den Gesäßmuskeln zueinander geschoben werden. Dabei rundet sich der Rücken, und wir sinken etwas in uns zusammen. Der Beckenboden arbeitet in diesem Fall nicht mit, und bei genauem Nachfühlen wird uns der Unterschied schnell klar.

Unser Schwachpunkt

In dieser mittleren Beckenbodenschicht liegt bei vielen Frauen der indirekte Schwachpunkt. Da wir Frauen hier nicht so viel Muskelgewebe besitzen, können wir auch nicht die gleiche Kraft zum Schutz unseres Beckenbodens entwickeln wie Männer. Das heißt, dass alle Tätigkeiten, bei denen vom Bauchraum her massiver Druck in den Beckenboden geleitet wird, für Frauen eher nachteilig sind, z. B. eine volle Schubkarre oder massive Möbel zu schieben oder schwere Gegenstände zu heben.

Immer dann, wenn der Bauchraum unter Druck gesetzt wird, schickt unser Körper einen reflexartigen Impuls in den Beckenboden. Die Reaktion ist aber bei vielen Frauen nur noch ein Hauch dessen, wozu wir eigentlich in der Lage wären, und auch diese schwache Reaktion gibt häufig gleich dem nach unten schiebenden Druck wieder nach. Ein Test zeigt, wie stark die Muskelplatte ist: Stellen wir uns vor, wir säßen auf einem

Stuhl, und ein etwa dreijähriges Kind käme zu uns, stellte sich zwischen unsere Knie, und wir müssten es auf unseren Schoß heben. Seine Schultern befänden sich dabei etwas über unseren Knien, und es wäre etwa 15 Kilogramm schwer. Wenn wir diese Szene schauspielern, so stellen wir fest, dass sich unsere Sitzbeinhöcker in dem Moment, wo wir dem Kind unter die Achseln greifen und es anheben, unwillkürlich zusammenziehen. Halten wir das Kind in Gedanken jedoch noch ein paar Sekunden hoch, ohne es abzusetzen, so kann es sein, dass unser Beckenboden schon allein bei dieser Vorstellung dem Bauchraumdruck ausweicht. Dann fühlen wir uns im Becken nur noch weich, und eventuell spüren wir sogar einen leichten Druck in Richtung Stuhlsitz. In diesem Fall wäre ein Kraft- und Bewusstseinsaufbau im Beckenboden dringend angebracht.

Die innerste Beckenbodenschicht

Diese Muskelschicht ist die körperinnerste des gesamten Beckenbodenkomplexes. Die einzelnen Muskeln können wir beim An- und Entspannen nicht erfühlen, sondern allenfalls erahnen. Wir können aber wohl an uns erkennen, wenn sie tätig sind, denn keine andere Muskelgruppe hat einen so allumfassenden Einfluss auf unseren Körper.

Dirigentin unserer Körperhaltung

Die innerste Beckenbodenschicht besteht aus zwei Muskelpaaren und einer fächerförmigen Muskelplatte. Ihre Aufgaben sind vielfältig. Zum einen bestimmt sie unsere Körperhaltung, denn mit dieser Muskelschicht verändern wir die Stellung des Beckens. Ob wir ein aufrechtes, straffes oder eher gebeugtes, schlaffes Erscheinungsbild abgeben, ob wir uns weich zusammenkuscheln oder vor Empörung über uns hinauswachsen – all diese äußeren Eindrücke werden von der innersten Beckenbodenschicht dirigiert. Zwar bewegt sich unser ganzer Körper, wenn wir unser Erscheinungsbild verändern, der ausschlaggebende Impuls für die Bewegung kommt jedoch aus der Stellung und dem Spannungszustand des Beckens.

Unsere Körperhaltung hat vorrangig etwas mit unserer momentanen Verfassung zu tun. Neben den Bewegungen, die wir

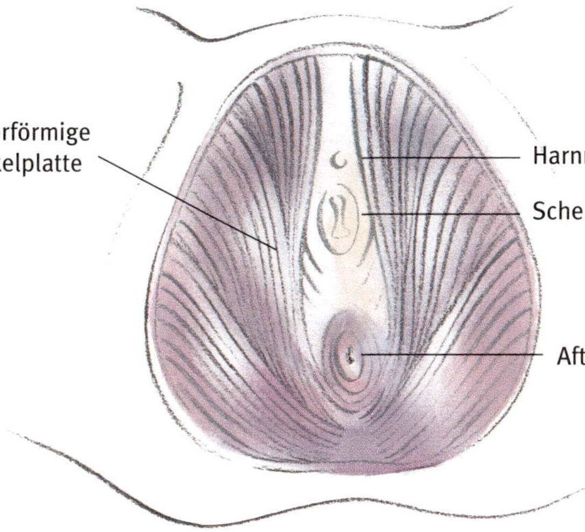

Abb. 4: Der innere Hauptmuskel

körperlich ausführen, spiegelt sich in unserem Erscheinungsbild vor allem unser seelisches Befinden. Der Beckenboden, seine Anspannung und seine Reaktionen sind also eigentlich nur ein Spiegel unseres Selbstwertgefühls.

Der Aufbau

Die Muskelpaare der innersten Beckenbodenschicht kommen von der Innenseite des kleinen Beckens und laufen von dort durch Knochennischen nach außen. Sie sind am oberen Ende des Oberschenkelknochens befestigt.

Das knöcherne Becken besteht aus dem großen und dem kleinen Becken. Das »große Becken« nennt man die offen ausladenden Beckenschaufeln, die am Kreuzbein befestigt sind. Das »kleine Becken« ist der knöcherne Kreis unterhalb der Beckenschaufeln. Er besteht aus den Verlängerungen der Beckenschaufeln, die sich nach vorne runden und am Schambein treffen. Im Rücken wird das kleine Becken vom Kreuzbein geschlossen. Seitlich außen am knöchernen Becken liegen die Mulden für das Oberschenkelgelenk. Innen bildet es einen Kreis, und am Übergang vom großen zum kleinen Becken verläuft an der Innenseite eine markante, etwas vorstehende Rille. An dieser Rille ist das seitlich liegende Muskelpaar der innersten Beckenbodenschicht, ein rechter und ein linker Muskel, befestigt. Die Muskelfasern bündeln sich nach hinten hin, wo sie flach anliegend durch die Knochennische das kleine Becken verlassen und zum Oberschenkelknochen hin verlaufen, wo sie befestigt sind. Mediziner nennen dieses Muskelpaar »Musculus obturator internus«.

Beim hinteren Muskelpaar ist je ein Muskel rechts und links an der Innenseite des Kreuzbeines flach auseinander gezogen verankert. Auch diese Muskeln bündeln sich, wenn sie neben dem Kreuzbein das kleine Becken verlassen, und sie sind ebenfalls direkt unterhalb des Gelenks am Oberschenkelknochen befestigt. Mediziner nennen diese Muskeln den rechten und linken »Musculus piriformis«. Beide Muskelpaare helfen beim seitlichen Verschieben des Beckens sowie beim Vor- und Zurückschwenken.

Der innerste Hauptmuskel ist der fächerförmig wirkende Muskel, der praktisch den ganzen Raum des kleinen Beckens nach oben abschließt. Die Muskelfasern kommen von der gleichen Knochenrille, an der auch das seitliche Muskelpaar verankert ist. Sie beginnen etwa auf der Höhe des Oberschenkelgelenks. Sie setzen vorne neben der Schambeinfuge entlang der Knochenrille an und verlaufen bis zum Darmbeingelenk. Auch diese Muskelfasern bündeln sich zum Rücken hin, so dass der Muskel vergleichbar ist mit einem aufgeklappten Fächer.

Dieser kräftige Muskelstrang, der von vorne bis zum Rücken verläuft, ist am unteren Ende des Kreuzbeines befestigt. Durch die Schambeinfuge hat er einen Spalt, in dem Harnröhre, Scheide und After liegen. Einige seiner Muskelfasern, die vom Schambein her kommen, schlingen sich um den Enddarm oberhalb des Afterschließmuskels und laufen in U-Form wieder zurück zum Schambein. Sie stützen und halten den Enddarm dort in einem für die Schließmuskeltätigkeit wichtigen Winkel.

Unser »Schwanzmuskel«

Bei allen Tieren, die einen Schwanz mit Wirbeln besitzen, gehen die Muskelfasern dieses innersten Beckenbodenmuskels die Schwanzwirbel entlang weiter bis zum Schwanzende. Wir Menschen haben »nur« noch den kleinen Schwanzfortsatz, das Steißbein, am Ende des Kreuzbeins. Wir sind uns seiner in keiner Weise bewusst, es sei denn, wir fallen unglücklich auf den Po und treffen den Steiß. Dann wird uns allerdings klar, dass er gut mit Nerven versorgt ist – denn so ein Sturz ist sehr schmerzhaft. Es laufen aber auch bei uns ein paar »verkümmerte« Muskelfasern den Steiß herab, und einige Beckenbodenprofis behaupten, sie könnten mit dem Steißbein »wackeln«.

Wir wissen, dass die Schwanzhaltung des Tieres ein wichtiges Element seiner Körpersprache ist. Alle Bewegungen des Schwanzes werden direkt mit dem innersten Beckenbodenmuskel ausgeführt. Hier sehen wir die Verbindung zu uns Menschen, denn unsere Körperhaltung hat mit der der Tiere vieles gemeinsam. Hätten wir einen Wirbelschwanz, so würden wir ihn mit unserem innersten Beckenbodenmuskel bei Unsicherheit und Angst zwischen die Beine klemmen. Diese Stellung können wir leicht nachvollziehen, also ziehen wir unseren imaginären Schwanz jetzt einfach einmal ein. Wir machen uns dabei kleiner und ziehen den Kopf dabei automatisch etwas zwischen die Schultern. Sollte uns ein Freund so sehen, würde er uns aufmunternd zurufen: »Kopf hoch!« Heben wir tatsächlich nur den Kopf an, verändert sich an unserer Körperhaltung und dem Gefühl, das uns diese Stellung vermittelt, gar nichts. Erst wenn wir zugleich auch unser Becken heben, verändern wir unser Erscheinungsbild und nehmen den positiven Einfluss auf unsere Stimmung wahr. Sind wir unruhig, rutschen wir auf dem Stuhl hin und her oder treten von einem Fuß auf den anderen. Der Beckenboden kann aber auch vor Freude hüpfen, so wie bei dem Kind, das uns entgegenspringt, oder dem Hund, dessen Schwanz Kreise schlägt.

Ist dieser innerste Beckenbodenmuskel angespannt, steht unser ganzer Körper unter dementsprechend fester Muskelspannung, und zwar von Kopf bis Fuß. Ein weicher und entspannter innerster Beckenbodenmuskel gibt dem Körper hingegen den Impuls, überall lockerzulassen.

Die medizinische Bezeichnung des fächerförmigen »Schwanzmuskels« ist »Musculus levator ani«. »Levator« heißt »Heber«, und so bedeutet dieser Name wörtlich übersetzt »Afterheber«. Hier wird noch einmal die besondere Bedeutung seiner Stützfunktion für den unteren Enddarm klar. Bei Tieren, die im Vierfüßlerstand leben, ist dieser Muskel sicher nicht überbelastet. Durch unsere aufrechte Haltung hingegen ist er in seiner nach hinten absinkenden Anordnung leichter überdehnt, besonders wenn bei starkem und häufigem Pressen diese Neigung verstärkt und so seine Hebefunktion eingeschränkt wird.

Bewusstseinsübungen für den Beckenboden

Körperbewusstseinsübungen sind eine Art Selbstbeobachtung. Sie zeigen uns die Zusammengehörigkeit von Empfindungen und körperlichen Reaktionen, die ja auch wechselseitig ablaufen können. Dass unser Körper mit Seele und Geist eine Einheit bildet, können wir durch diese Übungen besser verstehen. Die ganzheitliche Medizin basiert auf dem Gesamtverständnis für diese Zusammenhänge, die in jedem Lebewesen vorhanden sind. Schon lange wissen wir, dass unser Körper von Energiebahnen durchzogen und mit Reflexpunkten verbunden ist, auf denen sich alle Körperbereiche wiederfinden. Bekannte Therapieverfahren, die sich dies zunutze machen, sind die Fußreflexzonenmassage oder die Ohr-Akupunktur.

Auf den Reflexpunkten finden sich alle Körperbereiche wieder.

Auch der Beckenboden hat für jede Schicht bestimmte Reflexpunkte. Werden uns diese Verbindungen bewusster, verstehen wir auch leichter den Gesamtzusammenhang zwischen dem Beckenboden und unserem Selbst.

Die unterste Beckenbodenschicht

U-Muskel und Blasenschließmuskel haben denselben Reflexpunkt. Er liegt mitten auf der Stirn, zwischen den Augenbrauen. Wenn wir die Augenbrauen zusammenziehen und auch noch die Stirn runzeln, bekommen wir einen ziemlich verkniffenen Blick. Genau so ein Gesicht machen die meisten Menschen, wenn ihre Blase voll und keine Toilette erreichbar ist. Konzentrieren wir uns auf das unangenehme Gefühl der vollen Blase, entsteht die Spannung um die Augen und auf der Stirn ganz von alleine. Sie weicht sofort einem angenehmen Glättegefühl, wenn wir eine Toilette gefunden haben und die Blase nun entleert ist.

»Insgeheim-Übungen«

- Wir können uns den Zusammenhang zwischen diesem Reflexpunkt und der untersten Beckenbodenschicht am besten mit der »Insgeheim-Übung« verdeutlichen. Dabei konzentrieren wir uns auf den Reflexpunkt und ziehen die Augenbrauen abwechselnd zusammen und lassen wieder locker. Insgeheim beobachten wir währenddessen, ob wir spüren können, was der Beckenboden dabei macht – wenn wir ganz genau in uns hineinfühlen, merken wir, dass sich da etwas mitbewegt. Für die Übung setzen wir uns aufrecht auf einen Stuhl, atmen weich in uns hinein und lassen beim Ausatmen Schultern und Arme locker. Jetzt kneifen wir beide Augen fest zu und öffnen dann nur eines zu einem Spalt, so dass wir ein leicht verschlagenes Gesicht machen, wie ein misstrauischer Griesgram. »Insgeheim« ist die untere Beckenbodenschicht in Richtung Schambein nach vorne mit angespannt. Lassen wir die Spannung auf der Stirn und um die Augen los und schauen gelöst und heiter drein, ist »insgeheim« auch jegliche Spannung aus dem Beckenboden gewichen.

Diese Verbindung ist für die meisten Menschen sofort wahrnehmbar. Einige haben aber am Anfang Schwierigkeiten damit. Bei ihnen ist meist eine zu hohe Grundspannung im Beckenboden vorhanden. Vielleicht hilft es, anfangs mehrfach in sich hineinzuatmen und bewusst alles loszulassen.

Der Reflexpunkt des Afters liegt in der Kehle.

- Der Reflexpunkt des Afters liegt am entgegengesetzten Ende des Verdauungstraktes: in der Kehle. Diese Verbindung ist sehr gut wahrnehmbar. Wir sitzen wieder entspannt, aber aufrecht auf dem Stuhl und atmen einmal tief in den Bauch hinein ein. Unseren Beckenboden lassen wir beim Ausatmen weich und locker stehen. Jetzt atmen wir kurz und kräftig ein und schließen dabei unseren Rachen, wobei wir mit Nachdruck »Krrrrr« sagen, als ob wir krächzen wollten. Auch dies ist eine »Insgeheim-Übung«, denn wir können beobachten, wie sich der After beim Krächzen fest zuschnürt. Nun machen wir gleich anschließend das Gegenteil und öffnen den Rachen so weit und rund wie möglich, indem wir ein melodisch tiefes »Oooooh« ertönen lassen. Und siehe da: Der Afterschließmuskel löst sich und wird weich.

Die mittlere Beckenbodenschicht

Die quer verlaufende Muskelplatte, die den knöchernen Beckenausgang bei Druck aus dem Bauchraum von den Seiten her verengt, hat ihren Reflexpunkt im Rücken. Er liegt zwischen den Schulterblättern, und zwar an deren unterem Ende, dort, wo meist der BH-Verschluss sitzt.

Übung 1

Um diesen Reflexpunkt in seinem Bezug zur quer laufenden Muskelplatte zu erfühlen, setzen wir uns wieder aufrecht auf einen Stuhl. Wir entspannen uns wie gewohnt durch einen ruhigen, in den Bauchraum fließenden Atemzug. Die Schultern sind locker, die Arme schwer. Die Hände liegen auf dem Schoß und geben uns ein Gefühl von Faulheit – als ob sie auf keinen Fall etwas anfassen wollten. Im Schulterbereich sollte nichts mehr angespannt sein.

Nun rutschen wir kurz mit dem Po auf dem Stuhl hin und her, um die Sitzbeinhöcker zu lokalisieren. Dort wollen wir hin. Wir müssen zuerst die unterste Beckenbodenschicht anspannen, bevor wir die Sitzbeinhöcker kräftig zueinander ziehen können. Auch wenn wir meinen, dass keine Steigerung mehr möglich sei, zwingen wir sie mit einem kräftigen Zug noch mehr in die Mitte und halten sie dort fest. Der knöcherne Beckenausgang ist jetzt ganz fest zusammengezogen und wir haben wieder das im vorigen Kapitel beschriebene »Schraubstockgefühl«. Aber das täuscht. Wir können trotz anhaltender Muskelkraft im Beckenboden weiter atmen, wenngleich anfangs vielleicht nur flach und nicht bis in den Bauch hinein. Wir können auch kurz das rechte und danach das linke Bein anheben und wieder aufsetzen oder unsere Arme hin- und herbewegen oder den Kopf in alle Richtungen schauen lassen. Eines aber können wir nicht: den Rücken rund machen. Der Rücken will unter dieser Beckenbodenspannung unbedingt ganz gerade bleiben. Erzwingen wir es, dass er sich nach vorne biegt und die Schultern sich runden, so wird der Reflexpunkt im Rücken gelockert und jegliche Spannung zwischen den Sitzbeinhöckern »fließt weg«.

Dabei offenbart sich ein besonders wichtiger Arbeitsgang des Beckenbodens: Wenn wir die mittlere Beckenbodenschicht benutzen, weil vom Bauchraum her ein Druck auf sie ausgeübt wird, müssen wir einen geraden Rücken haben und diesen auch beibehalten, solange der Druck besteht. Das ist besonders wichtig, wenn wir z. B. niesen oder husten müssen, eine Kiste heben oder schwere Taschen tragen. Die nächste Übung soll uns dies verdeutlichen.

Übung 2

Auf dem Stuhl sitzend legen wir zwei aufeinander liegende Ziegelsteine vor unsere Füße. Wer gut schauspielern kann, darf sich die Ziegelsteine auch nur vorstellen. Wir atmen wieder locker ein und aus und entspannen uns dabei. Nun öffnen wir die Knie leicht, damit wir mit den Händen die Ziegelsteine fassen können. Wir greifen sie von der Seite und schieben die Finger unter die Steine. In dem Moment, wo wir sie anheben, gerät unser Bauchraum durch das kräftige Anspannen der Bauchmuskeln unter Druck. Reflexartig ziehen wir die Sitzbeinhöcker mit einem kräftigen Zug noch mehr zueinander. Nun halten wir die Ziegelsteine in einer Höhe von ca. 20 Zentimeter eine Minute lang. Da der Rücken rund ist und die Schultern nach vorne gezogen sind, ist der Reflexpunkt locker. Die Sitzbeinhöcker zeigen keine anhaltende Kraft, sondern wollen ständig auseinander weichen.

Übung 3

Nun legen wir die Ziegelsteine auf unseren Schoß und wiederholen die Übung, fangen aber unbedingt wieder mit der Entspannungsatmung an. Diesmal ist unser Rücken gerade. Beim Anheben der Ziegelsteine ziehen sich die Sitzbeinhöcker zueinander. Wenn wir die Last in 20 Zentimeter Höhe halten, bleibt diesmal die Spannung im mittleren Beckenbodenpaket erhalten, da auch der Reflexpunkt durch die aufgerichtete Haltung fest bleiben kann. Selbst wenn wir diese Übung nur in der Vorstellung vollzogen haben, hat unser Körper uns gezeigt, um wie viel effektiver der Krafteinsatz ist, wenn wir den Rücken gerade halten.

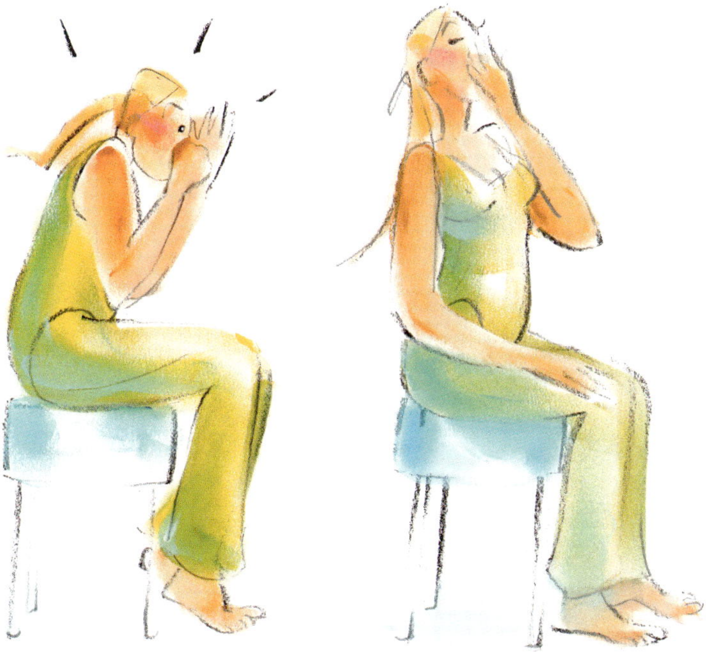

Abb. 5: Niesen in runder und in aufrechter Haltung

Übung 4

Eine andere, sehr einfache Übung ist das »Niesen wie eine Prinzessin, nie wie ein Hutzelzwerg«. Frauen tendieren eher zu einer runden, offenen Körperhaltung, auch beim Niesen. Sie ziehen dabei Schultern und Kopf ein und drücken zusätzlich noch ihre Arme gegen den Körper. In dieser Haltung geben die Sitzbeinhöcker beim Niesen nur einen schwachen Anspannungsimpuls, in manchen Fällen bleibt er sogar ganz aus. Stattdessen weichen sie auseinander, um so dem kurzen, nach unten drängenden Bauchraumdruck, der beim Niesen entsteht, freien Lauf zu lassen.

Nun probieren wir das »Niesen« mit geradem, aufrechtem Rücken. Der Kopf bleibt erhoben. Wenn unser herzhaftes »Hatschiiie« ertönt, führen wir die Hand schützend zu Nase und Mund, wie eine Prinzessin anmutig und dezent mit dem Kopf zur Seite schauend. Der Rücken bleibt dieses Mal gerade. Dabei lässt sich sehr gut beobachten, wie sich der Beckenboden im

Moment des größten Bauchraumdruckes reflexartig anspannt. Wiederholen wir das »Niesen« und lassen nun jedoch die Hände weg, so dass der Rücken schon allein dadurch gerade bleibt, können wir spüren, wie sich im Moment der Beckenbodenspannung auch der Reflexpunkt im Rücken zusammenzieht. Wenn wir nur die Oberschenkel zusammendrücken oder die Beine übereinander schlagen, um den unfreiwilligen Harnabgang zu verhindern, nützt das meist wenig, weil der Beckenboden dabei völlig entspannt bleiben kann.

Es ist eine traurige Tatsache, dass unsagbar viele Frauen beim Niesen oder Husten unter unfreiwilligem Harnabgang leiden. Mit der richtigen Körperhaltung würde bei den meisten das Problem trotz der Beckenbodenschwäche rasch verschwinden oder sich zumindest bessern.

Die innerste Beckenbodenschicht

Unser ganzer Körper kann unter dem Einfluss der innersten Beckenbodenschicht angespannt oder entspannt werden. Wir wollen deshalb an uns noch ein wenig genauer beobachten, wie sich diese Muskelschicht beeinflussen lässt. Am besten geht das mit der »Känguru-Übung«.

Die »Känguru-Übung«

Das Känguru hat im Vergleich zu seinem Körper einen sehr kräftigen Schwanz. Da es auf seinen Hinterläufen aufrecht steht, können wir uns einigermaßen gut in ein Känguru hineinversetzen.

- Für die Übung müssen wir uns aufrecht hinstellen, und zwar so, dass wir mit den Fersen am Rand eines gedachten Podestes stehen. So kann unser Känguruschwanz ungehindert herabbaumeln, ohne den Boden zu berühren. Nun konzentrieren wir uns auf das Gefühl des schwer hängenden Schwanzes. Er zieht ein wenig an unserem Rücken, so dass wir in den Knien etwas nachgeben. Schauspielern wir gut mit, wird unser Becken am Schambein etwas aufgerichtet und zum Kreuzbein hin etwas gesenkt. Der innerste Hauptmuskel verläuft von vorne nach hinten senkrecht herab. Dies wäre genau richtig für einen baumelnden Schwanz, denn bei Tieren laufen ja die Muskeln des innersten Hauptmuskels bis zum Schwanzende.

● Spätestens jetzt spüren wir, wie sehr dieser lockere »Schwanzmuskel« unseren ganzen Körper weich und locker macht. Unsere Schultern haben sich leicht nach vorne gerundet, der Kopf ist ein wenig geneigt. Wir haben einen etwas müden, leicht gelangweilten Gesichtsausdruck. Eine derart nachlässige Haltung würden wir normalerweise nie einnehmen – sie würde auch ziemlich wunderlich wirken. Außerdem signalisieren wir in dieser Stellung Weichheit und Schwäche. Bekämen wir einen Stoß, könnten wir uns kaum schützen und würden schnell umfallen.

● Um diesen Eindruck noch zu verstärken, sagen wir einen Nonsens-Vers vor uns hin: »Wenn kalter Regen niederfließt, die Nachtigall im Flieder niest.« Wir sagen das so nebenbei und gelangweilt, dass wir unwillkürlich lachen müssen. Und schlagartig verändert sich alles. Beim Lachen »baumelt« der innere Hauptmuskel nicht mehr, vielmehr hat sich unser Becken aufgerichtet und dadurch auch unseren restlichen Körper gestreckt. Bei Kängurus wäre der Schwanz etwas hochgewippt.

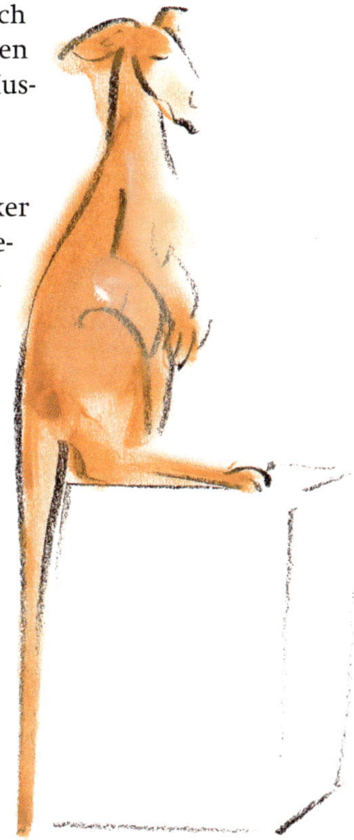

Abb. 6: Stehen wie ein Känguru

● Wir lassen ihn aber gleich wieder fallen, diesmal noch schwerer. Unser Gesichtsausdruck wird wieder gleichgültig. Nun lassen wir auch noch das Kinn sacken, so dass der Unterkiefer etwas herabhängt. Das macht den imaginären Schwanz noch schwerer. Diese Wechselwirkung können wir beliebig lange und mit wachsendem Effekt fortsetzen, denn der Unterkiefer bildet zusammen mit Zunge und Mund den Reflexpunkt zum innersten Beckenboden-Hauptmuskel. Wenn wir der in uns aufsteigenden Weichheit immer mehr nachgeben, zieht uns diese in die extrem körperoffene Haltung. Dabei sind die Knie leicht geknickt, der Rücken sanft gerundet, die Arme ein wenig gewinkelt, mit offenen, eher baumelnden Händen. Unser Gewicht liegt auf den Fersen. Wir wären jedem Angriff schutzlos ausgeliefert. Auch verbal könnten wir uns so niemals verteidigen. Wir sind ohne Selbstschutz, körperlich und seelisch geöffnet. So würden wir uns nur zeigen, wenn wir uns absolut sicher fühlen. In Anwesenheit anderer Personen wäre uns das nur möglich, wenn wir uns ihrer Liebe und ihres Schutzes gewiss sein könnten.

- Immer noch so in der extrem körperoffenen Haltung verharrend, lassen wir nun den Phantasieschwanz leicht hin- und herschwanken, um ihn dann in der Mitte festzuhalten. In dem Moment des Festhaltens ist es möglich, ein leichtes Anspannungsgefühl über dem Schambein und tief in den Leisten wahrzunehmen. Das ist das Gefühl für den innersten Hauptmuskel.

- Den »Schwanz« richten wir nun langsam nach hinten auf, bis er schließlich in waagerechter Stellung gehalten wird. Unser Körper hat sich dabei sehr verändert. Unsere Beine sind gestreckt, die Knie durchgedrückt. Das Gewicht liegt auf dem vorderen Teil des Fußes. Der Rücken ist aufrecht und steif, die Schultern nach hinten gezogen. Der Kopf ist erhoben, und wir blicken ziemlich ernst drein, besonders der Unterkiefer ist wieder sehr fest. Diese Stellung strengt an, deshalb wiederholen wir unseren Reim: »Wenn kalter Regen niederfließt, die Nachtigall im Flieder niest.« Erleichtert lassen wir unseren Phantasieschwanz langsam herabgleiten und entspannen uns.

- Wie anders hat sich das Sprüchlein angehört! Wie anders haben wir uns in der angespannten Haltung empfunden, wie versteinert! Sie wird die »geschlossene Körperhaltung« genannt. Wir signalisieren unserer Umwelt damit, dass wir unnahbar sind und keinen Kontakt wünschen. Auch von uns selbst können wir so kaum etwas wahrnehmen. Leider haben sich viel zu viele Menschen diese geschlossene, abwehrende Haltung zueigen gemacht, mit der Folge, dass sie sich ständig verspannen und verkrampfen. Die körperlichen und seelischen Folgeerscheinungen können so stark sein, dass daraus Krankheiten resultieren. Neben der Symptombehandlung kann hier auch eine Therapie helfen, die den Körper mit Bewusstseinsübungen wieder öffnet und zu erkennen hilft, wovor wir ihn verschließen. Solche Wahrnehmungs-Übungen sollten deshalb möglichst Teil einer ganzheitlichen Behandlung sein.

Früh anerzogen

Der Einfluss, den die geschlossene Körperhaltung auf uns ausübt, wird oft schon im Kindesalter anerzogen: »Weine nicht so laut, du gehst doch schon bald zur Schule!« – so ermahnen viele Mütter ihre Kinder. In der Schule müssen sie gerade sitzen und aufpassen und vor ihren Klassenkameraden einen möglichst »großartigen« Eindruck machen. So lernen sie – Jungen vielleicht noch mehr als Mädchen –, Gefühle und Bedürfnisse vor sich und anderen zu verbergen. Den tiefstreichenden Drill dieser Art bekommen junge Männer in der Armee. Erst nach drei Monaten harten Trainings sind sie halbwegs fähig, mit dem Gewehr übend auf Pappmänner zu schießen und dabei anscheinend unverändert fest an Körper, Seele und Geist zu bleiben.

Wichtig für die Sexualität

Die innerste Beckenbodenschicht mit ihrem Reflexpunkt hat bei Frauen eine besondere sexuelle Bedeutung. Alle Sexualorgane (außer den Brüsten) liegen im Schoßbereich. Sie sind »eingepackt« zwischen dem innersten Hauptmuskel und dem Bauchfell, das den Bauchraum nach unten hin abdichtet. Hier liegen – ausgehend von der Vorstellung, dass die Lebensfunktionen auch durch Energieströme beeinflusst werden – zwei Energiezentren dicht beieinander. Das unterste, das »Wurzel-Chakra«, organisiert Lebensprozesse wie Arterhaltung, Überleben, Flucht und Kampf. Alle männlichen Sexualorgane liegen in diesem Energiezentrum. Bei der Frau sind die Beckenbodenmuskeln mit der durchtretenden Scheide im Wurzel-Chakra lokalisiert, ihre Sexualorgane jedoch schon im Bereich des unmittelbar darüber liegenden »Sakral-Chakra«. Dieses ist zuständig für Beziehungen, Lebensfreude, Nähe und Lust. Die Fülle an tief greifenden, sentimentalen Gefühlen, die uns Frauen im Gegensatz zu den Männern auf sexuellem Gebiet nachgesagt wird, hat hier ihren Ursprung.

Energiezentren: »Wurzel-Chakra und »Sakral-Chakra«

Bei jeder sexuellen Aktion muss sich eine Frau absolut öffnen – ob sie einen Mann oder eine Frau liebt, ein Kind gebärt oder einen Säugling stillt. Ist es ihr nicht möglich, sich zu öffnen, beeinträchtigt das ihre Sexualität erheblich, bis hin zu körperlichen und seelischen Schmerzen. Beim Geschlechtsverkehr reicht die Spannbreite von Schmerzen beim Eindringen des Penis bis hin zur Frigidität.

Hausgeburten verlaufen oft schneller und schmerzarmer als Geburten im Krankenhaus.

Da wir die extrem körperoffene Haltung normalerweise nur in vertrauter Umgebung und bei uns nahe stehenden Personen zulassen, ist jede Krankenhausgeburt eigentlich eine Störung des normalen Geburtsvorganges. Darin liegt der Grund, dass Hausgeburten oft schneller und schmerzarmer verlaufen und meistens auch weniger Komplikationen auftreten.

Stillen kann eine Frau auch nur in der extrem körperoffenen Haltung. Nur so ist sie mit ihrem ganzen Sein geöffnet für das Kind. Nur so fließt die Milch dem Kind entgegen. Ist es der Frau nicht möglich, sich dem Kind zu öffnen, wird die Milch zurückgehalten. Die Frau bekommt dann leicht einen Milchstau und eventuell sogar eine Brustentzündung. Die behandelnden Ärzte müssen dann in erster Linie das Vertrauen der Mutter gewinnen, besonders auf menschlicher Basis, damit sie sich ihnen öffnet und damit auch dem Kind. Alle anderen medizinischen Versorgungen sind im Therapieerfolg zweitrangig.

Reflexpunkt Unterkiefer

Der Reflexpunkt des innersten Hauptmuskels ist der Unterkiefer. Auch er ist für die Sexualität der Frau wichtig. Empfindet sie sexuellen Ekel, weil sie z. B. im Menschengedränge von einem Mann belästigt wird, so spannt sie reflexartig ihren Unterkiefer an, ebenso die Halssehnen. Die Lippen sind hochgezogen und dadurch leicht geöffnet, so dass die aufeinander gedrückten Zähne sichtbar werden. Diese Mimik lässt sich auch bei Hunden beobachten. Nähert sich ein Rüde mit seinen stets abrufbereiten sexuellen Absichten einer Hündin, die nicht läufig ist, bellt sie den Rüden weg, die Zähne fletschend und nach ihm schnappend, ohne ihn jedoch zu verletzen. Die Rüden verstehen und gehorchen anstandslos – bei Männern ist das leider seltener der Fall.

Eine Frau mit gelöstem Unterkiefer und sanft geöffneten Lippen dagegen hat meist einen entspannten inneren Beckenboden-Hauptmuskel und damit auch ein liebesbereites Becken. Deswegen sind in Männermagazinen oft nicht nur dralle Brüste und Pos abgebildet, sondern häufig auch ein Frauengesicht, dessen lockerer Unterkiefer und geschürzte Lippen ein offenes Becken signalisieren.

Der Beckenboden in der Schwangerschaft und bei der Geburt

In der Schwangerschaft wird die Gebärmutter mit Mutterkuchen, Fruchtwasser und dem sich entwickelnden Kind vom knöchernen Becken getragen und von den Beckenbodenmuskeln gestützt. Beim Geburtsvorgang werden alle Beckenbodenmuskeln vom Kopf des Kindes vor den Beckenausgang geschoben und auseinander gedehnt. Die Harnröhre wird in die Länge gezogen, da die Blase über die Symphyse ausweichen muss. Der Enddarm wird flach und dünn auseinander gepresst, der Afterschließmuskel so groß ausgestrichen, wie er sich sonst nie öffnen würde. Wenn weiches Gewebe derart gezerrt wird, verlieren wir meist das Gefühl für diese einzelnen Gewebeteile – zu allumfassend ist die Körperöffnung auf dem Höhepunkt der Geburt.

Die letzte Phase einer Geburt verläuft umso leichter und schneller, je besser eine Frau den Beckenboden entspannen kann. Das lässt sich schon während der Schwangerschaft gut üben, so dass die nötigen Reaktionen unter der Geburt dann fast reflexartig einsetzen. Alle Beckenbodenübungen sind deshalb ein ganz wichtiger Teil der Geburtsvorbereitung.

Üben wir den aufrechten Gang!

Nicht zu sehr ins Hohlkreuz ziehen lassen!

Schon in der Schwangerschaft können wir einiges tun, um den Beckenboden nicht unnötig zu belasten. Wichtig ist z. B., dass wir uns von dem dicken Bauch nicht allzu sehr ins Hohlkreuz ziehen lassen und ihn dadurch förmlich vor uns herschieben. Wenn wir diese Haltung imitieren, stehen wir mit steifen Beinen, festen Schultern und vorgestrecktem Bauch im Hohlkreuz. Nur die Bauchmuskeln sind entspannt. Der Beckeneingang steht jetzt praktisch in der Senkrechten und lässt somit die Gebärmutter mit dem Baby waagerecht aus uns herauswachsen. Die in dieser Haltung sowieso schon weichen Bauchmuskeln müssen das alles alleine stützen. Die Bänder werden dementsprechend gedehnt. Schmerzhafte Beschwerden in Leisten und Kreuzbein, später in Knie, Füßen und Schultern sind die Folge. Bei vielen Schwangeren resultiert daraus der typische, leicht watschelige Gang. Dabei bekommt überdies das Kind wenig Bezug zur Mutter, weil sie es ständig nur vor sich herschiebt.

Um die wachsende Gebärmutter mit dem knöchernen Becken und nicht nur mit den Bauchmuskeln zu stützen, muss die Frau den schrägen Beckeneingang leicht aufrichten, indem sie den Rücken bewusst gerade macht und sehr aufrecht hält, als müsste sie erhobenen Hauptes ein Buch auf dem Kopf balancieren. Nun erst ist es möglich, das Körpergewicht gleichmäßig auf den Füßen zu verteilen, da die Knie nicht durchgedrückt sind, sondern leicht nachgeben. Die Po- und Bauchmuskeln sind leicht gespannt, so dass sie das Kind sanft in den Körper hineinziehen. Die Schultern sind entspannt, die Beine können sich frei von den Hüften her bewegen.

Diese Haltung sollten Schwangere so oft wie möglich bewusst einnehmen – beim Akten sortieren, Bücher einordnen, Staubwischen, Spazieren gehen, Einkaufen. Der aufrechte weiche Gang wiegt das Baby im Becken und unterstützt eine für die Geburt optimale Lage des Kindes. Und schließlich hängt eine spontan und gleichmäßig verlaufende Geburt größtenteils auch von der Lage des Kindes ab.

Beckenbodenbewusstseinsübungen und -gymnastik für die Geburtsvorbereitung

Neben den bereits geschilderten Bewusstseinsübungen (siehe Seite 41 bis 46) gibt es noch ein paar andere, die vor allem in der Schwangerschaft sinnvoll sind. Bei der Gymnastik sollte der Beckenboden immer schrittweise von der untersten über die mittlere zur innersten Schicht hochgearbeitet werden.

Die Lage des Beckens können wir ertasten, wenn wir mit leicht angezogenen Beinen auf dem Boden sitzen. Wir legen die Hand auf den Schambereich und fühlen dabei die unterste Beckenbodenschicht. Mit den Fingerspitzen tasten wir nach den Sitz-

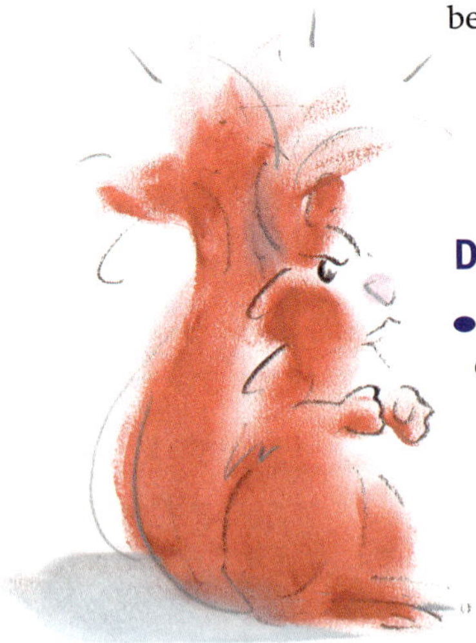

Abb. 7: Das wachsame Eichhörnchen

beinhöckern. So können wir uns auch die quer verlaufende Muskelplatte gut vorstellen. Der innerste Hauptmuskel kommt von der Höhe der oberen Kante des Schambeins und reicht zum Ende des Kreuzbeins.

Die »Eichhörnchen-Übung«

- Dafür »verzaubern« wir uns gedanklich in Eichhörnchen, die in einem nahe gelegenen Wald leben. Es ist ein ruhiger Nachmittag, die Sonnenstrahlen fallen schräg durch die Zweige unserer Lieblingsbuche. Hoch und sicher sitzen wir dort dicht am Stamm auf einem besonders bequemen Ast und lassen uns von der Sonne wärmen. Unser schöner Eichhörnchenschwanz kann lang herabhängen, weil wir uns total entspannt etwas an den Stamm anlehnen. Dösig und genießerisch nehmen wir unseren vollen Bauch und eine angenehme Müdigkeit wahr.

- In diese Idylle hinein ist – jetzt noch weit entfernt – Dackelgekläff zu vernehmen. Jeden Nachmittag kommt diese ärgerliche Störung: Ein Spaziergänger geht mit seinen Hunden auf dem nahen Weg vorbei. In dem Moment, als das Gekläff hörbar wird, verändern wir sofort unsere Haltung. Unser Schwanz schießt in die für wachsame Eichhörnchen typische Position. Wir richten uns dabei auf und schauen nach unten.

- Einer der Dackel hat uns jetzt gewittert und läuft zu unserer Buche. Sein scheußliches Gekläff lärmt den Stamm empor. Wir wissen, dass wir hier oben sicher sind und laufen nicht weg, aber wir sind höchst alarmiert. Unseren schönen Schwanz haben wir so am Rücken hochgezogen, dass sein wuscheliges Ende hoch über unseren Kopf ragt und vor Empörung zittert.

- Nun wird nach dem Hund gepfiffen, und er trollt sich folgsam davon. Wir entspannen uns wieder, der Schwanz senkt sich, aber er kann nicht sofort wieder in die entspannt hängende Stellung finden.

Die »Eisenbahn-Übung«

Für diese Übung brauchen wir mehrere Hocker und einen Partner. Wir bilden mit den Hockern einen Kreis und sitzen hintereinander, als ob wir wie im Kindergarten »Eisenbahn« fahren wollten. Die Hocker müssen so dicht stehen, dass der Partner uns von hinten die Hand bequem auf den Reflexpunkt der mittleren Beckenbodenschicht zwischen den Schulterblättern legen kann. Das tut er aber jetzt erst mal noch nicht.

- Wir beginnen die Übung mit zwei entspannenden Atemzügen und ziehen dabei die Sitzbeinhöcker im Zeitlupentempo zueinander. Dabei können wir wieder spüren, wie die unterste Beckenbodenschicht unweigerlich angespannt und angehoben wird, bevor die Sitzbeinhöcker in Bewegung gesetzt werden können.

- Noch während wir die Spannung festhalten, legt der Partner hinter uns seine Hand fest und sicher zwischen unsere Schulterblätter. Sofort empfinden wir einen schier unwiderstehlichen Impuls, die Sitzbeinhöcker locker zu lassen. Dem geben wir nach und horchen dabei in uns hinein.

- Die Hand des Partners bleibt liegen. Dieses Gefühl der ruhig liegenden Hand lässt uns spontan weich dorthin hineinatmen. Der Beckenboden reagiert gleichzeitig mit zunehmender Entspannung, besonders in der mittleren Beckenbodenschicht. Wir spüren, wie angenehm es ist, sich in diesen immer weicher werdenden Beckenboden hineinzufühlen. Unser Partner kann uns dies noch verschönern, indem er den Reflexpunkt mit beiden Händen kreisend massiert. Zum Abschluss streicht er mit den Händen über den Rücken nach unten.

Dieses Handauflegen ist eine einfache und höchst wirksame Maßnahme, wenn eine Frau sich unter der Geburt verspannt. Mit der warmen und sicheren Hand des Partners oder der Hebamme im Rücken kann sie die mittlere Beckenbodenschicht leichter loslassen und damit dem Baby den Weg durch den Geburtskanal erleichtern.

Übungen in der halbhohen Rückenlage (Kreißbetthaltung)

Wenn wir bei einer Geburt halb aufgerichtet im Bett sitzen oder liegen, lässt uns das kaum Bewegungsspielraum und fördert eine passive Haltung, in der wir die Dinge mehr über uns ergehen lassen als sie aktiv mitzubestimmen. Die Bauchmuskeln verspannen sich bei den Wehen, Beine und Schultern folgen. Es ist die am wenigsten vorteilhafte Position für die Frau, aber die bequemste und dominanteste für den Geburtshelfer. Über 90 Prozent aller Geburten finden in dieser Stellung statt!

Muss die Frau die Beine angehockt im Bett aufstellen, ist es ihr nicht möglich, den Beckenboden total zu entspannen. Dies lässt sich leicht nachvollziehen. Auch für diese Übung brauchen wir wieder einen Partner.

- Zuerst halten wir unsere Hände mit angezogenen Beinen auf dem Boden sitzend von außen gegen die Knie und lassen diese dann schwer in die stützenden Hände fallen. Dabei können wir fühlen, wie der Beckenboden nachgibt.

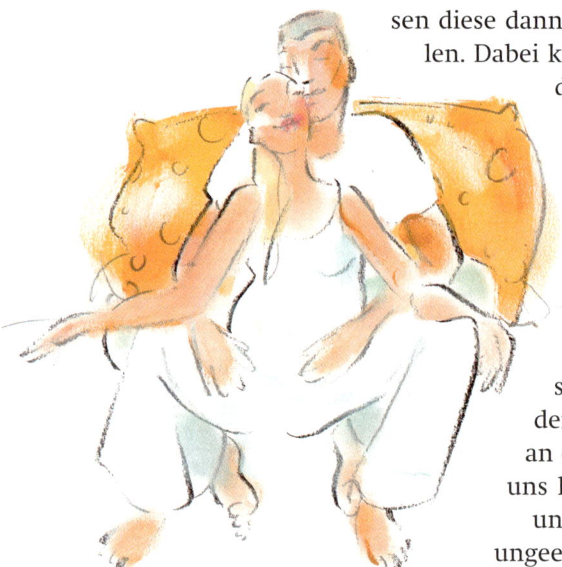

Abb. 8: Halbhohe Rückenlage – eingekuschelt im Schoß des Partners

- Ganz plötzlich und schnell lassen wir dann die Hände los. In dem Moment, wo die Stütze fortfällt, spannt sich der Beckenboden, um die Beine zu halten.

Zum Kontrast setzen wir uns nun in den Schoß eines Partners. Dieser sitzt selbst mit gespreizten Beinen auf dem Boden, den Rücken gut gepolstert an die Wand gelehnt. Die Beine sind um uns herum geführt, so dass sich die Füße unter unsere Oberschenkel schieben. So ungeeignet die halbhohe Rückenlage auf dem Bett für eine Geburt auch ist – eingekuschelt in einen Schoß ist das ganz anders. Im Rücken einen vertrauten Menschen zu spüren, unterstützt die Intimität der Geburt, sogar auf einem ganz normalen Kreißbett. Diese Stellung ist außerdem sicher die schönste Position, in der ein Mann Vater werden kann, denn er hat seine sich optimal geborgen fühlende Frau hautnah im Arm, und beide erleben gemeinsam und aus der gleichen Perspektive die ersten Momente mit dem Neugeborenen.

- Wenn die Oberschenkel der Frau seitlich durch die Füße des Partners abgestützt sind, kann sie die aufgestellten Beine locker nach außen fallen lassen und dabei auch den Beckenboden gut entspannen.

- Eine angenehme zusätzliche Hilfe ist es, wenn der Partner in dieser Haltung mit den Händen fest über die Innenseite der Oberschenkel von der Leiste zum Knie hin und danach sanft wieder zurück nach oben gleitet.

Die »Auf-Atmung«

Das Öffnen des Beckenbodens lässt sich gut mit der »Auf-Atmung« unterstützen, was während der Wehen eine besonders wichtige Hilfe ist.

- Dafür legen wir – eingekuschelt im Schoß des Partners sitzend – unsere Handflächen in Leistenhöhe an die Innenseite der Oberschenkel. Beim Einatmen lenken wir den Atemfluss zum Beckenboden und bewegen dabei die Hände leicht auseinander, so dass uns die Scheidenregion vergrößert erscheint. Beim Ausatmen stellen wir uns vor, die Luft würde durch die Scheide entweichen und lassen sie dabei weich und offen stehen.

- Diese den Beckenboden lockernde Atmung können wir noch verstärken, wenn wir beim Einatmen in Gedanken oder vor uns hin sehr gedehnt »Auf« sagen und bei der Ausatmung alle Reflexpunkte des Beckenbodens (siehe Seite 39 ff.) bewusst locker lassen. Wir machen dann ein überaus gelangweiltes, ausdrucksloses Gesicht, der Mund steht etwas offen, weil der Unterkiefer entspannt nach unten hängt. Die Schultern lassen wir beim Ausatmen ebenso bewusst locker, so dass wir den Rücken weich und rund empfinden.

• Da wir aber tunlichst nicht derart geöffnet und schutzlos herumlaufen sollten, schauen wir zum Abschluss mit den Augen zur Zimmerdecke, ohne den Kopf mitzubewegen. Dabei spüren wir, wie der U-Muskel leicht »mitmacht« und sich spannt. Jetzt schließen wir den Rachen, als ob wir leise »Rrrrrr« sagen wollten. Der After bekommt dabei sofort den Impuls zuzumachen. Daraufhin spitzen wir noch die Lippen und imitieren oder pfeifen eine Melodie. Mit dieser Reflexzonenarbeit machen wir uns noch einmal den Beckenboden in seinen drei Schichten bewusst, gleichzeitig bringen uns diese Übungen ins Hier und Jetzt zurück.

Übungen im Vierfüßlerstand

Im Vierfüßlerstand können wir besonders gut und bewusst mit dem Beckenboden arbeiten. Diese Haltung ist allerdings nur dann über längere Zeit angenehm, wenn der Kopf nicht angehoben wird.

• Als erstes machen wir die »Auf-Atmung« (siehe Seite 55) mit leicht hängendem Kopf.

• Wenn der Beckenboden ganz locker ist, heben wir den Kopf und sagen das heutige Datum. Sofort spüren wir, wie sich der Beckenboden schon beim Heben des Kopfes anspannt, was sich durch das Sprechen noch verstärkt. Dies liegt daran, dass – solange wir den Kopf gerade oder leicht gesenkt halten – wir uns in der extrem offenen Körperhaltung (siehe Seite 47) befinden. Der stark angehobene, leicht zurückgebogene Kopf gehört jedoch zur geschlossenen Körperhaltung. Es treffen also zwei Extreme aufeinander, was uns diese Haltung auch als besonders unangenehm empfinden lässt.

Der Vierfüßlerstand ist über längere Zeit nur dann angenehm, wenn der Kopf nicht angehoben wird!

Wie oft aber erwarten Hebammen oder Ärzte im Kreißsaal von einer Gebärenden im Vierfüßlerstand, dass sie zu ihnen aufschaut und ihre Fragen beantwortet! Mit dieser Übung wird uns bewusst, wie hinderlich sich das auf die Geburt auswirkt. Geburtshelfer und -begleiter sollten sich deshalb immer zu einer Frau hinabhocken, wenn diese im Vierfüßlerstand ist, um zu vermeiden, dass sie ihren Beckenboden anspannt.

Enorm Beckenboden entspannend ist es, wenn die Stirn von der Hand des Partners gehalten wird, und zwar so, dass der Kopf schwer und leicht hängend in der Hand aufliegt. Den Kopf von einem vertrauten Menschen gehalten zu fühlen, vermittelt immer eine intime zwischenmenschliche Sicherheit.

Im Vierfüßlerstand kann unser Partner besonders gut fühlen, welche Veränderungen von außen am Beckenausgang wahrzunehmen sind.

- Während wir im Vierfüßlerstand knien, hockt unser Partner seitlich neben uns und hält eine Hand leicht über die Sitzbeinhöcker. Bei der »Auf-Atmung« können wir besonders gut in diese Hand hineinatmen.

- Dann spannen wir zuerst die unterste Beckenbodenschicht an, wobei wir die Kraft langsam steigern. In der Hand ist dabei kaum etwas zu spüren, auf keinen Fall sollten Gesäßmuskeln oder Sitzbeinhöcker schon mitarbeiten.

- Erst dann ziehen wir die Sitzbeinhöcker mit der mittleren Beckenbodenschicht zueinander, was die aufliegende Hand nun genau wahrnehmen kann. Gleichzeitig heben wir den Kopf an, damit wir den Reflexpunkt im Rücken besser festhalten können.

- Anschließend entspannen wir uns wohlig.

Der Beckenboden in der Seitlage

In der Schwangerschaft und während der Geburt können Frauen sich wunderbar von hinten an den Partner herankuscheln. Am besten liegt er dabei etwas niedriger, mit dem Kopf an ihrer Brust. So kann die Frau ihren Oberschenkel auf seine Taille legen und ihren Fuß auf seinem Oberschenkel ruhen lassen. Noch bequemer wird es, wenn sie ihre Hüfte ein wenig nach hinten schiebt, so dass der dicke Bauch gut auf der Unterlage ruhen kann. Damit der Busen nicht gedrückt wird, legt sie den oberen Arm ebenfalls auf dem Mann ab. Beide brauchen natürlich ein bequemes Kopfkissen.

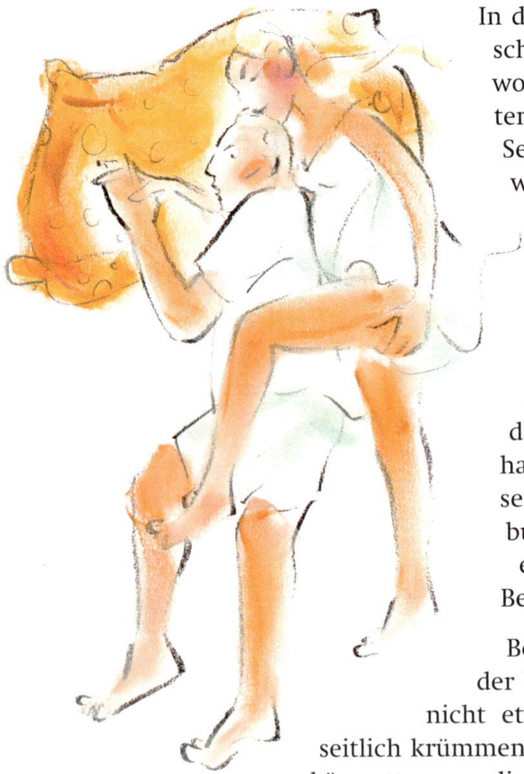

Abb. 9: Die Seitlage

In dieser Haltung können wir die bereits beschriebenen Beckenbodenübungen wie gewohnt ausführen. Bei der »Auf-Atmung« halten wir nach dem Einatmen die Luft ca. fünf Sekunden lang an. In dieser Zeit können wir das offene Becken besonders bewusst wahrnehmen. Alle Reflexpunkte sind währenddessen absolut locker.

In der Seitlage können wir unseren Beckenausgang selbst erweitern, indem wir hinter den oben liegenden Sitzbeinhöcker fassen und ihn synchron mit der Atempause anheben. Wenn wir gespürt haben, wie uns dies öffnet, werden wir diesen »Trick« eventuell auch unter einer Geburt anwenden wollen. Oft bringt das den entscheidenden kindlichen Rutsch zum Beckenausgang.

Bei einer in Seitlage gebärende Frau sollte der Rücken immer gerade verlaufen und sich nicht etwa durch ein angehobenes Bettoberteil seitlich krümmen. Dabei müssten die Muskelfasern der Gebärmutter »um die Ecke« arbeiten und bewirken dann einen ungleichen Zug am Muttermund. Sehr angenehm für die Frau ist es, wenn ihr oben liegendes Bein während einer Wehe vom Partner oder von der Hebamme locker getragen wird und nicht etwa fest auf einem Beinhalter platziert ist. Die tragenden Hände können jede Spontanbewegung in der Wehenarbeit mitmachen, und die Frau empfindet eine intensive Zuwendung.

Beckenbodenschutz in der Schwangerschaft

Im Verlauf des monatlichen Zyklus unterliegen Frauen dem ständig wechselnden Einfluss ihrer Hormone. Da sich der monatliche Zyklus in der fruchtbaren Lebensphase 300- bis 400-mal wiederholt, finden Frauen durch diese Regelmäßigkeit zu einem individuellen Selbstbild. Sie erkennen ihren Körper mit seinen Veränderungen wieder, wenn sie die jeweilige Zeit des

Zyklus durchleben. Hierzu gehört in der zweiten Zyklushälfte, vor allem in den letzten Tagen vor Einsetzen der Menstruation, meist ein unterschiedlich starkes Schweregefühl im Genitalbereich. Viele Frauen müssen häufiger zur Toilette, um die Blase zu entleeren.

Verstärkter Harndrang ist normal

Das dafür mitverantwortliche Hormon heißt Relaxin. Es vermindert den Muskeltonus im Becken und hat die Aufgabe, die Gebärmuttermuskeln weich und nachgiebig zu machen. Bei einer Schwangerschaft soll sich das befruchtete Ei gut in die Gebärmutterwand einnisten und dann von innen her den Gebärmuttermuskel während seiner Entwicklung gut auseinander schieben können. Tritt keine Schwangerschaft ein, steigt mit Beginn der Regelblutung die Östrogenproduktion, was wiederum die Muskelspannung fördert. Der Relaxingehalt sinkt, und so verschwinden die Symptome schnell wieder. Wird die Frau jedoch schwanger, so bleibt der Östrogenspiegel niedrig, und die Wirkung des Relaxins hält an.

Aber bei weitem nicht jede Frau spürt das auffällig deutlich. Auch die sich vergrößernde Gebärmutter setzt die Blase leicht unter Druck, und so ist es völlig normal, wenn in den ersten zwei bis drei Monaten der Harndrang etwas stärker ist als sonst.

Echte Blasenschwäche

Eine echte Blasenschwäche oder Inkontinenz begünstigen vor allem folgende Faktoren:

- eine ererbte Konstitution für weiches, eher nachgiebiges Gewebe,
- ein durch frühere Geburten geschwächter Beckenboden,
- ständige Überlastung durch körperliche Arbeit oder häufiges Tragen von Kindern oder schweren Lasten,
- ein chronischer Husten,
- häufige oder chronische Blasen- und Nierenentzündungen,

- zu frühe und/oder pedantische Reinlichkeitserziehung, die häufig eine Reizblase oder verborgene Stressinkontinenz nach sich zieht. In diese Kategorie gehören auch eine überstrenge, mit vielen Verboten behaftete Sexualerziehung und sexueller Missbrauch.

Nicht selten treffen bei Frauen mit Inkontinenzbeschwerden auch mehrere Punkte gleichzeitig zu.

Eine anhaltend kräftigende, aufbauende Beckenbodengymnastik ist in der Schwangerschaft nicht ratsam, weil sie die Beckenregion enorm aktiviert und möglicherweise Wehen auslösen kann. Die Inkontinenz bessert sich oft im vierten bis sechsten Monat und verstärkt sich wiederum zum Geburtstermin hin. Dies liegt dann an den zusätzlich entspannenden Hormonen der Spätschwangerschaft und dem stauenden und drückenden Effekt des kindlichen Kopfes. Wird die Blasenschwäche in der Frühschwangerschaft durch gezielte Information und geeignete gymnastische Übungen (siehe Seite 50 ff.) gebessert, haben die Frauen meist auch gegen Ende der Schwangerschaft keine Probleme.

Die nach hinten geknickte Gebärmutter ...

Eine nachhaltige Beckenbodenschwächung erfahren Frauen, bei denen die Gebärmutter nach hinten geknickt (»retroflexiert«) ist. Einige bringen diese »Anomalie« schon mit auf die Welt. Verbreiteter ist es jedoch, dass die Gebärmutter nach einer Geburt im Verlauf der Rückbildung nicht wieder in ihre alte, nach vorne geneigte (»anteflexierte«) Lage findet, sondern nach hinten abknickt. Dies ist oft Folge von falscher Wochenbettgymnastik (siehe Seite 90).

Wird bei Schwangerschaftsbeginn eine nach hinten geknickte Gebärmutter festgestellt, und ist es eine erste Schwangerschaft, steigt die Gefahr für eine Fehlgeburt. Die Gebärmutter sitzt bei diesen Frauen zwischen Scheidenwand und Mastdarm manchmal so fest, dass sie sich nicht leicht nach oben und aus dem Becken herausheben kann. Ist die Gebärmutter erst nach der Geburt eines Kindes in diese Stellung geraten, ist sie meist beweglich und richtet sich durch das Wachstum des zweiten Kindes von selbst auf, oder der Frauenarzt hilft durch manuelles Aufrichten etwas nach.

... und wie Sie dem Druck begegnen können

Wenn sich eine Gebärmutter in der abgeknickten Lage vergrößert, entsteht im Becken ein sich ständig verstärkender Druck, der sich besonders auf die Beckenbodenmuskeln auswirkt. Die Frau fühlt den zunehmenden, schweren und stauenden Druck nach unten. Sie hat oft auch Stuhlgangprobleme, und häufig entwickeln sich Hämorrhoiden. Dieser Zustand ist natürlich sehr Beckenboden schwächend und sollte, wenn irgend möglich, behandelt werden. Zwei gymnastische Übungen sind hier sehr wirksam: die »halbe Kerze« und die »Vier-Viertel-Takt-Übung«.

Die halbe Kerze

Bei allen Kerzeübungen, die wir bei Beckenbodenproblemen empfehlen, ist es besonders wichtig, sorgfältig und richtig in die Haltung zu gehen bzw. sie genauso behutsam wieder aufzulösen. Falsch ausgeführt würde der in den Beckenboden schiebende Bauchraumdruck jedes Mal so stark sein, dass die Übung eher schadet als nützt.

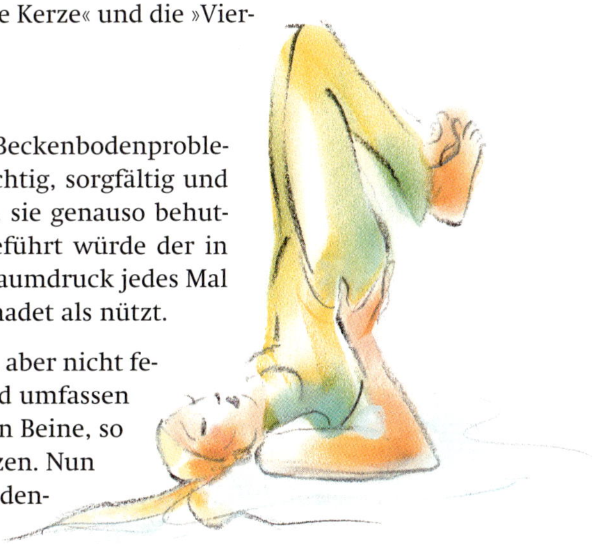

Abb. 10: Die halbe Kerze

- Wir hocken uns auf einer weichen, aber nicht federnden Unterlage auf den Boden und umfassen unsere dicht an den Körper gezogenen Beine, so dass wir ganz zusammengekauert sitzen. Nun spannen wir die unterste Beckenbodenschicht an und ziehen die Sitzbeinhöcker zueinander. Die unterste Beckenbodenschicht lenken wir zum Schambein hin, als ob wir sie ganz dahinter verstecken wollten.

- Dann stützen wir uns mit den Händen seitlich etwas ab, damit wir uns mit festgehaltenen Sitzbeinhöckern und weiterhin angezogenen Beinen mit etwas Schwung nach hinten rollen können. Unser Po kommt dadurch etwas vom Boden hoch, und wir stützen die Hüften sofort von hinten mit den Händen ab. Der Rücken ist noch rund, die Knie über den Augenhöhlen.

- Jetzt heben wir die Knie fest zusammengedrückt zur Zimmerdecke, lassen die Fersen aber noch an den Oberschenkeln. Die Unterschenkel hängen also. Wir halten die halbe Kerze so hoch wie möglich 5 bis 15 Sekunden lang. Der Beckenboden bleibt die ganze Zeit angespannt!

- Zum Entspannen senken wir die Knie wieder über die Augenhöhlen. Der Beckenboden darf jetzt weich und locker sein.

- Danach noch zweimal den Beckenboden wieder anspannen und die Knie zur Decke hochschieben, danach jeweils entspannen.

- Bevor wir uns aus der Kerze abrollen, drehen wir uns seitlich auf eine Hüfte. Nun kommen wir auf diese Seite herunter und setzen uns mit seitlich eingeschlagenen Beinen hin.

- Danach drehen wir uns weiter in den Vierfüßlerstand und setzen Hände und Füße auf, so dass wir, Arme und Beine streckend, eine große Brücke machen. Hier spannen wir wieder das unterste Beckenbodenpaket fest an, ziehen die Sitzbeinhöcker zueinander und heben uns – etwas seitlich geneigt – aufrollend in den Stand. Frauen, die diese Übung zur Korrektur einer abgeknickten Gebärmutter machen, sollten vor dem Hochkommen erst einmal im Vierfüßlerstand oder in Seitlage mit erhöhtem Becken ausruhen.

Diese Übung ist für Ungeübte anfangs vielleicht zu anstrengend, und Kerzeübungen können unter Umständen auch die Halswirbel belasten. Frauen, die häufig unter einem Halswirbelsäulen-(HWS)Syndrom, Migräne oder einem hohen Blutdruck leiden, sollten deshalb vorsichtig beginnen, um beobachten zu können, ob sich die kopflastige Haltung nicht negativ auswirkt. Kerzeübungen sollten auch grundsätzlich nicht mit übertriebenem Ehrgeiz geturnt werden. Zwei- bis dreimal täglich wäre für sportungewohnte Frauen genug.

Die Vier-Viertel-Takt-Übung

- Während dieser Übung bleiben wir die ganze Zeit im Vierfüßlerstand. Die Knie stehen hüftbreit auseinander, die Unterarme ruhen auf dem Boden und der Kopf locker auf den Händen. Das Gesäß ist der höchste Punkt des Körpers.

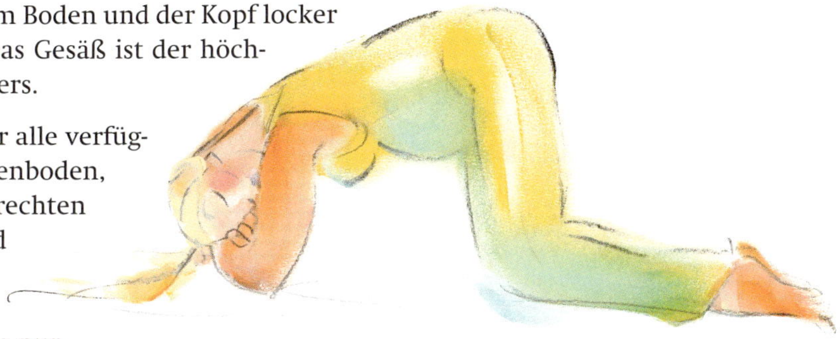

- Nun nehmen wir alle verfügbare Kraft im Beckenboden, lenken sie zum rechten Sitzbeinhöcker und ballen sie um diesen herum, um mit ihm das Becken nur von einer Seite zu schließen. Diese Spannung halten wir etwa drei Sekunden lang und lassen sie dann »herausfallen«.

Abb. 11: Die Vier-Viertel-Takt-Übung

- Gleich darauf sammeln wir die Kraft um den linken Sitzbeinhöcker, halten sie auch dort drei Sekunden lang fest und lassen dann locker.
- Direkt anschließend ziehen wir die Sitzbeinhöcker konzentriert und kräftig zueinander, runden den Rücken dabei und ziehen den gesamten Beckenboden tief in uns hinein. Wir versuchen, ihn bis zur innersten Schicht in uns hochzusaugen, als ob wir eine ängstliche Hündin wären, die den Schwanz nach vorne einzieht. Dieses Einsaugen bekommt die doppelte Zeit wie das Anspannen der Sitzbeinhöcker, also sechs Sekunden.
- Danach lassen wir alle Spannung wieder heraus.

Die Übung lässt sich besonders gut zu einem einfachen Kinderlied im Vier-Viertel-Takt machen, z. B. »Es tanzt ein Bi-ba-butzemann …«:

Es tanzt ein Bi-ba-butzemann	Beckenboden um rechten Sitzbeinhöcker ballen – loslassen
in unserm Kreis herum, wiedebumm	Beckenboden um linken Sitzbeinhöcker ballen – lockerlassen
es tanzt ein Bi-ba-butzemann	beide Sitzbeinhöcker zusammenziehen – runder Rücken

in unserm Kreis herum	Beckenboden einsaugen, halten – lockerlassen
er rüttelt sich, er schüttelt sich	Beckenboden um rechten Sitzbeinhöcker – lockerlassen
er wirft sein Säcklein hinter sich	Beckenboden um linken Sitzbeinhöcker – lockerlassen
es tanzt ein Bi-ba-butzemann	beide Sitzbeinhöcker zusammenziehen – runder Rücken
in unserm Kreis herum, wiedebumm	einsaugen, halten – und wieder lockerlassen.

Diese Übung strengt mehr an, als die meisten vermuten! Wir machen sie anfangs einmal täglich und steigern dann nach ein paar Tagen auf dreimal täglich.

»Früher Tiefstand« des Kindes

Ein »früher Tiefstand« besagt, dass das Köpfchen oder der Steiß des Kindes unangebracht früh, also etwa in der 25. bis 27. Schwangerschaftswoche, schon tief im Becken sitzt. Frauen fühlen dann eine Schwere im Becken und klagen über Schmerzen im Genitalbereich, die meist nicht übermäßig stark sind, aber oft schrill, wie »Elektroschocks«, auftreten. Oft liegt das Kind in Steißlage, so dass der kleine Spitzpopo auf den eventuell weichen Muttermund einer Frau, die bereits mehrere Kinder geboren hat, drückt und dadurch Wehen anregend wirkt. Eingeschlagene Beinchen können durch ihre Bewegungen für einen Teil dieser stechenden Schmerzen verantwortlich sein.

Begibt sich die Schwangere in eine wirklich Becken entlastende Stellung, wie z. B. den Vierfüßlerstand, sind die Beschwerden meist sofort behoben. Hat sie die Möglichkeit, ca. eine Woche lang, jeder Haushalts- und Familienpflicht entbunden, abwechselnd in Seitlage, Vierfüßlerstand oder einer entlastenden Kauerstellung (die wir gleich näher beschreiben) zu ruhen, ist der »frühe Tiefstand« oft behoben, und der Kopf des Kindes bleibt über dem Beckeneingang. Manchmal hilft auch schon ein Wochenende in diesen Positionen.

Rechtzeitig entlasten!

In unserer Gesellschaft wird es zunehmend schwieriger, eine Haushalthilfe oder eine Krankschreibung wegen eines »frühen Tiefstandes« zu bekommen. Dabei würde genau dies eher Kosten sparen als verursachen. Denn die Gefahr vorzeitiger Wehen und die tatsächliche Schwächung des Beckenbodens bei anhaltendem Tiefstand des Babys kosten die Krankenkassen viel mehr Geld. Das Leid und die erhebliche Belastung, die auf eine Familie zukommt, in der die Mutter von mehreren kleinen Kindern wegen vorzeitiger Wehen plötzlich ins Krankenhaus muss, ist für viele Partnerschaften und deren Kinder um ein Vielfaches schlimmer als die einwöchige Pause mit einer Hilfe. Dies umso mehr, wenn tatsächlich eine Frühgeburt eintritt und die Mutter auch noch tägliche Besuche auf der Frühgeborenenstation bewältigen muss. Ihren geschwächten Beckenboden kann sie in solch einer Lebensphase erst recht nicht beachten, geschweige denn behandeln. Die rechtzeitige Ruhigstellung und Entlastung ist deshalb immer vorzuziehen.

Die »entlastende Kauerstellung« Sie kann besonders unterstützend wirken: Wir kauern uns im Vierfüßlerstand hin, am besten auf einer weichen Unterlage, z. B. im Bett. Die Knie sind recht weit auseinander gespreizt, der Oberkörper wird von den Armen gestützt, wobei die Ellenbogen nach außen zeigen. Der Kopf ruht auf den Händen oder Fingerspitzen. Unter den Schienbeinen und Füßen liegt eine aufgerollte Woll-Bettdecke (Daunendecken sind zu dick), so dass die Füße etwas darüber hinausragen und nach unten hängen. Zusätzliche kleine Kissen machen das Ganze noch bequemer. Diese Stellung empfiehlt sich auch unter den Wehen, da das Becken dabei besonders gut entspannt werden kann. Wir können diese Kauerstellung so lange einnehmen, wie es uns angenehm ist – bei manchen genügen fünf Minuten, andere halten dabei sogar ein Mittagsschläfchen.

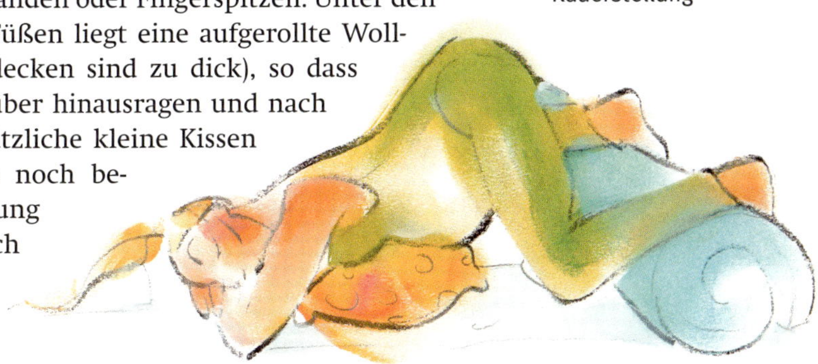

Abb. 12: Die entlastende Kauerstellung

»Später Tiefstand« des Kopfes

Besonders bei Frauen, die ihr erstes Kind bekommen, senkt sich das Babyköpfchen in den letzten Schwangerschaftswochen häufig sehr tief in das Becken hinab. Die Frauen spüren diesen tiefen Druck deutlich, können kaum noch richtig gehen und haben eventuell Schwierigkeiten mit Krampfadern an After, Scheide und Beinen. Das tief sitzende Köpfchen überdehnt die vordere Scheidenwand und damit auch Harnröhre und Blasenboden. Häufiges Wasserlassen, »Tröpfeln« und Verstopfung treten oft auf. Nach der Geburt haben vor allem diese Frauen einen besonders weichen Beckenboden.

Auch hier ist die Beckenentlastung durch den Vierfüßlerstand (siehe Seite 56) und die Seitenlage mit erhöhtem Becken die beste Prophylaxe für spätere Beckenbodenbeschwerden.

Beckenbodenschutz unter der Geburt

Kleine Geburtskliniken sind unrentabel, und so sind diese Einrichtungen in den letzten 10 bis 15 Jahren mehr und mehr verschwunden. Die Entbindungsstationen der meist zentralen Krankenhäuser haben in der Regel die geringstmögliche Zahl an Hebammen eingestellt, aber auch kleinere Privatkliniken stehen unter wirtschaftlichem Druck. Dies hat zur Folge, dass die Kreißsäle generell äußerst knapp mit Hebammen besetzt und diese gezwungen sind, regelmäßig Überstunden zu leisten.

Vertrauen – wichtiger als alle Technik

Hieraus ergibt sich, dass ein Kreißsaal heute meist alles andere als eine ruhige, menschliche, Vertrauen ausstrahlende Krankenhausabteilung ist. Er ist ein eher geschäftiger, unruhiger Ort, an dem alles superbeflissen, supergenau und supersicher abläuft. Die Entbindungsstationen sind hervorragend mit technischen Überwachungs- und Versorgungsgeräten ausgestattet. Auf Informationsabenden betonen die Ärzte oft, dass Petzibälle, große Matratzen, Gebärhocker und womöglich sogar eine Badewanne für eine Wassergeburt vorhanden sind und vielleicht auch, dass sich einige Hebammen oder Ärzte in Homöopathie oder Akupunktur auskennen. Das wichtigste und vorrangigste Bedürfnis einer Frau wird jedoch nur selten befriedigt: Sie hat kaum die Möglichkeit, die sie unter der Geburt betreuende Hebamme vorher kennen zu lernen, meistens lösen sich aufgrund des Schichtdienstes während der Geburt drei bis vier Hebammen in der Betreuung ab, und da keine Frau die genaue Stunde der Niederkunft kennt, bleibt bis zuletzt auch unklar, wer dann gerade Dienst haben wird.

Eine vertraute Person, die die Verantwortung und Fürsorge während der ganzen Entbindung durchgehend übernimmt, ist jedoch viel, viel wichtiger als alle technischen Hilfsmittel – nur haben das leider erst wenige Chefärzte begriffen, und die wenigsten Frauen sind sich dessen bewusst und fordern danach. Ein gutes Vertrauensverhältnis zwischen Hebamme und Gebärender wirkt sich immer förderlich auf die Geburt aus. Der Frau fällt es umso leichter, den Beckenboden zu entspannen und damit dem Baby den Weg »freizumachen«.

Durch einen entspannten Beckenboden wird dem Baby der Weg freigemacht.

Körperliche und seelische Extreme

Während der Pressphase wird der Beckenboden bis zum Zerreißen gedehnt. Da scheint es wie ein Wunder, dass – wenn auch scheinbar ohne Kraft und bewusste Kontrolle – die Frau ca. zwei Stunden nach der Geburt spontan urinieren kann. Der weiche, lockere, hochsensible Beckenbereich mit der Leere des Bauches und der instabilen Leichtigkeit des plötzlichen Gewichtsverlustes ist unvergesslich. Ein Gefühlsgemisch von körperlichen und seelischen Extremen!

Hat die Frau jede Phase bewusst als »ihre« Geburt erlebt, als Wechselspiel von Wehengeschehen und reagierender spontaner Atmung und Bewegung, erfüllt sie danach ein triumphales Hochgefühl. Wir können in aller Ursprünglichkeit nichts Größeres vollbringen, als ein Kind als Teil unseres Körpers auszutragen und uns dann, in der Urmacht des Geschehens, dem schmerzhaften Drängen des kindlichen Kopfes zu öffnen. Ein Teil unserer Seele möchte an dem Zustand des tiefsten Zusammengehörens festhalten. Unterstützt durch die Beschwerlichkeit der letzten Schwangerschaftswochen siegt dann aber unser Verlangen, das Kind mit allen Sinnen – sehen, riechen, hören, fühlen, schmecken – auf andere Weise wieder in uns aufzunehmen. Dieserart einem Kind »das Leben schenken« zu dürfen, ist leider weit von der Realität in unseren Kreißsälen entfernt. Zu häufig wird die Pressphase von den Geburtshelfern so geleitet, dass eine Frau weder auf ihren Körper achten noch den Beckenboden entspannen kann.

»Luft holen! Augen zu! Kinn auf die Brust!«

Es werden Kommandos erteilt, und die Frau hat absoluten Gehorsam zu leisten. Ihr wird befohlen: »Luft holen! Luft halten! Augen zu! Mund zu! Kinn auf die Brust!« Wenn sie diesen Kommandos gehorcht, sind ihre Beckenbodenmuskeln allesamt angespannt. Gegen diese völlig verspannten Muskelschichten soll die Frau nun: »Pressen! Pressen! Mehr! Noch lä-ä-änger pressen!« Schreit sie vor Frust, Schmerz und instinktiver Auflehnung, wird angeordnet, gegen diesen Schmerz anzudrücken, noch härter, noch länger – und somit den Beckenboden immer weiter zu verspannen.

Diese Tortur ist unwürdig für Mutter und Kind und geistig wie körperlich verletzend. Diese Art der Geburtsleitung ist immer Beckenboden schädigend, und dies ist seit langem bekannt. Dass die Nervenversorgung des Beckenbodens bei zu starkem und zu lange anhaltendem Pressen tatsächlich so geschädigt werden kann, dass daraus eine dauerhafte Minderaktivierung (»partielle Denervation«) des Beckenbodens resultiert, ist wissenschaftlich belegt. Eine vollkommene Regeneration ist hier oft nicht mehr möglich.

Den Signalen des eigenen Körpers folgen

Geburtshelfer wissen, dass die Presswehe nicht nur einen Höhepunkt hat wie die Eröffnungswehen. Vielmehr ballt sich die Gebärmutter zweimal, vielleicht sogar dreimal innerhalb einer Wehe für jeweils etwa fünf Sekunden. Nach jedem Zusammenballen bleibt der Gebärmuttermuskel noch einmal ca. fünf Sekunden lang fest, ohne dass ein Druckimpuls besteht. Danach ballt sie sich erneut und schiebt das Kind massiv in den Geburtskanal, wiederum ca. fünf Sekunden lang.

Kann eine Frau dabei die Beckenbodenmuskeln entspannen, obwohl der Kopf des Kindes diese auseinander dehnt, ist die Verletzungsmöglichkeit sehr gering. Besonders wenn die Mutter ihrem Körper auf seine Signale folgen darf, denn dann wird sie kaum über ein ihr angepasstes Maß an Kraft hinausgehen, wenn sie sich dem Impuls des Druckreflexes hingibt. Ein nur ungefähr fünf Sekunden anhaltender Ballungsdruck ist eine für Kind und Mutter gleichermaßen natürliche Belastung, die keine Schäden hinterlässt. Die Pressphase ist dann insgesamt nicht länger, oft scheint sie sogar kürzer, weil die Frau keinerlei Zwang verspürt und keiner ihr wesensfremden Anforderung genügen muss. Außerdem kann der Damm optimal ausstreichen, und ein Schnitt ist seltener nötig.

Je entspannter die Beckenbodenmuskulatur, desto geringer die Verletzungsmöglichkeit.

»Weiterbildung« für Geburtshelfer!

Es ist traurig, dass die meisten Geburtshelfer nie einer Geburt beigewohnt haben, in der die Frau dieserart unterstützt wurde, sich dem Kind zu öffnen. Wo ihr Mut zum Geschehen- und Freilassen gemacht wird, wo die Unterstützung darin besteht, sie mit ihrem Körper arbeiten zu lassen, den natürlichen Druck der Gebärmutter anzunehmen und zu begleiten, das Kind hinauszuatmen.

Dass sich eine solche Geburtsführung trotz der großen Vorteile für Mutter und Kind nicht in größerem Umfang durchgesetzt hat, liegt unter anderem daran, dass die Geburtshelfer dabei ihre Dominanz verlieren würden. Es mag hart klingen, dies so frei auszusprechen, aber ein großer Teil der Geburtshelfer liebt diesen Beruf eben wegen dieser Dominanz. Es vermittelt ihnen Macht und Hochgefühl, dass sie es ermöglicht haben, dem Kind auf die Welt zu verhelfen, und nicht etwa die Mutter. Sie hat nur getan, was der Geburtshelfer ihr vorgegeben hat. Nicht sie empfängt und holt sich selbst ihr Kind, sondern die Hebamme oder der Arzt haben die Geburt gemeistert und überreichen ihr das »Produkt« – das Baby –, und die meisten Mütter fühlen sich dabei noch zu großem Dank verpflichtet. Das Kreißsaalteam ist's zufrieden.

Hier bestätigt sich die alte Weisheit, dass wir sehr viel mehr lernen, wenn wir – statt voranzustreben – einige Schritte zurücktreten. Aus einiger Entfernung haben wir einen größeren Blickwinkel und erkennen uns besser mit all unseren Erfahrungen und Möglichkeiten. Wir werden unserer eigenen Motivation gewahr und können unser Leben wertvoller gestalten. Für Geburtshelfer wäre dies besonders segensreich. Das fachliche Können eines Chefarztes, der einer Entbindungsstation vorsteht, darf man voraussetzen. Von seinen menschlichen Fähigkeiten her sollte er jedoch auch die Gabe haben, eine Frau in seinen Armen zu wiegen, wenn die Geburtsbetreuung dies erfordert.

Der Beckenboden in den ersten Monaten nach der Geburt

In den ersten Monaten nach der Geburt eines Kindes bedarf der Beckenboden besonderer Pflege und besonderen Schutzes. Das beginnt unmittelbar nach der Entbindung und ist mit dem Abstillen noch lange nicht vorbei. Viele Beckenbodenprobleme, die sich erst Jahre nach der Geburt mit Beschwerden bemerkbar machen, haben ihren Ursprung in einer falschen Rückbildungsgymnastik oder auch in falschen Haltungen bei alltäglichen Verrichtungen.

Beckenbodenprobleme nach der Geburt

Bei allen Beckenbodenproblemen im Wochenbett ist es wichtig, dass die Frau genau versteht, wo ihre Schwäche liegt und welche Ursachen sie hat. Die gymnastischen Übungen muss sie nicht nur im Bewegungsablauf verstehen, sondern vor allem in dem, was sie bezwecken sollen, damit sie sich selbst kontrollieren kann. Dann können die Übungen in hohem Maße dazu beitragen, dass selbst ein durch die Geburt stark beanspruchter Beckenboden seine ursprüngliche Kraft und Elastizität zurückgewinnt.

Schwierigkeiten beim Wasserlassen

Ein häufiges, wenngleich meist rasch wieder behobenes Problem nach der Geburt ist die Unfähigkeit, spontan zu urinieren. Wie ausgeprägt die Schwierigkeiten sind, hängt sehr von der Betreuung unter der Geburt ab. Wird bei einer Frau während der Wehen darauf geachtet, dass sie die Blase regelmäßig entleert und unterstützen Ärzte und Hebammen eine aktive Geburt mit häufigem Stellungswechsel, so können die meisten Frauen anschließend problemlos zur Toilette. Viele Ärzte und Hebammen katheterisieren jedoch viel zu schnell unter der Geburt. Harnröhrenentzündungen im Wochenbett und danach sind oft die Folge von wiederholtem Katheterisieren unter oder kurz nach der Geburt. Wenn dabei vom Kindsköpfchen ausgehend Druck im Becken ausgeübt wird, ist eine leichte Verletzung der Harnröhrenwand praktisch unvermeidlich, was zu Brennen beim Wasserlassen und Harnverhalt führen kann. Die frisch entbundene Frau empfindet ein generelles Wundheitsgefühl und kann nicht genau definieren, wo sie etwas mehr schmerzt als es sollte. Geburten, bei denen der Blasengrund und die Harnröhre verletzt werden, sind glücklicherweise sehr selten. Hier bedarf es natürlich besonderer Pflege und eventuell vorübergehend eines Dauerkatheters. Dass diese Frauen sich dem Beckenboden nach der Genesung besonders widmen müssen, wird leider oft nicht genügend bedacht.

Frauen, die sich dem Kind öffnen können und ein gutes Beckenbodenbewusstsein haben, ist es oft noch während der Pressphase möglich, in einer Wehenpause die Blase zu entleeren. Sie haben fast nie Schwierigkeiten, ca. zwei Stunden nach der Geburt spontan Wasser zu lassen.

Ein Harnverhalt ist an sich nicht Beckenboden belastend, gewiss aber letztlich eine Mitursache für eine Inkontinenz. Wir wissen heute, dass es nur einer einmaligen Überdehnung des Blasenmuskels bedarf, um hier eine möglicherweise bleibende Schwäche zu verursachen. Ist der Beckenboden zusätzlich nicht gerade kraftvoll, verstärkt sich das Problem.

Senkung oder Vorfall von vorderer Scheidenwand oder Gebärmutter

Eine ebenfalls recht häufige Schwierigkeit ist die starke Gebärmuttersenkung im Wochenbett. Zeigt sich in den ersten Stunden nach der Geburt der Muttermund dicht hinter dem Scheidenausgang, sollte dies zwar beobachtet, aber nicht überbewertet werden. Es gibt leider Geburtshelfer, die beim Vernähen einer Scheiden-Damm-Verletzung der Mutter mitteilen, dass sie wohl durch die Geburt eine starke Senkung erlitten habe. Dies bewahrheitet sich glücklicherweise nur selten. Diese Art unbedachter Bemerkung verkehrt bei der Mutter jedoch ihre Triumphgefühle über die erfolgreiche Entbindung in eine schwelende Angst, nunmehr für alle Zeit in ihrer Weiblichkeit verletzt und verbraucht zu sein.

Ernst zu nehmen ist jedoch ein Druck des Muttermundes im Scheideneingang und ein Abwärtsdrücken der Gebärmutter, das der Frau klar signalisiert, dass im Becken etwas herabdrängt. Selten erscheint dies in den ersten Tagen nach der Geburt. Die Gebärmutter ist dann noch so groß, dass sie leichter über dem Beckeneingang gehalten wird. Um den vierten Wochenbett-Tag herum ist sie dann so zurückgebildet, dass sie leicht tief in das Becken hinunterrutschen kann. Mütter werden zu dieser Zeit aus dem Krankenhaus entlassen, und für viele Frauen bedeutet das, die häuslichen und mütterlichen Pflichten wieder aufnehmen und damit sich und den Beckenboden belasten zu müssen.

Wenn Wöchnerinnen solche Beschwerden haben, liegt das in erster Linie an einer Gewebeerweichung und -überdehnung. Trotzdem tritt auch hier normalerweise ein Kräftigungsprozess ein, wenn sich die Mutter genügend schont und weiß, wie sie sich Beckenboden entlastend verhalten kann (siehe unten). Nachteilig ist jede Gymnastik, die den Bauchraum unter Druck setzt und den Körper dabei in die gerundete Haltung bringt, ebenso das Tragen von Kleinkindern und zu langes Aufstehen.

Konsequent den Beckenboden schützen!

Immer wieder erfahre ich von Frauen, dass schon im Wochenbett als Gebärmutterstütze ein Pessar eingesetzt wurde (siehe Seite 146). Dies ist eigentlich nicht nötig und sollte wegen des Wochenflusses und des Drucks, den das Pessar auf die empfindlichen Gewebe ausübt, unterbleiben. Meist lässt die Frau dann überdies ihren Beckenboden erst recht weit und locker, um sich das Tragen des Pessars erträglicher zu machen. Es wäre viel erfolgreicher, die Frauen genau über diese Nachteile aufzuklären, damit ihnen klar wird, wie wichtig es für sie ist, sich rigoros an die Beckenboden schützenden Verhaltensmaßnahmen (siehe unten) zu halten.

- Am wichtigsten – aber oft auch am schwierigsten – ist es, die Frau von jeglicher Hausarbeit freizustellen, und zwar mindestens für zwei Wochen nach der Geburt. Danach kann sie dann – je nach Befinden – leichte, kurzfristige Tätigkeiten wieder aufnehmen.

Mindestens zwei Wochen lang keine Hausarbeit!

- Jede körperoffene Haltung, in der das Becken nicht entlastet ist, muss vermieden werden. Stillen sollten Frauen, bei denen eine starke Senkung besteht oder ein Vorfall droht, nur auf der Seite liegend, da das Stillen selbst den Körper öffnet und dies auch soll. Säße die Mutter in der typischen Stillhaltung, würde sie dabei jedes Mal den Senkungsimpuls unterstützen.

- Sitzen sollte sie möglichst wenig. Bei den Mahlzeiten am Tisch kann sie einen Keil auf den Stuhl legen, so dass das Becken leicht nach vorne gekippt ist. Günstig ist es, häufig auf der Seite zu liegen, und zwar mit erhöhtem Becken.

- Einmal stündlich sollte sie eine leichte Beckenbodengymnastik ausführen (siehe Seite 87), weitere wichtige Übungen sind die »Baumstamm-« (siehe Seite 103) und die »Vier-Viertel-Takt-Übung« (siehe Seite 62).

- Ist die Frau ansonsten körperlich fit, ist nach jedem Toilettenbesuch die »halbe Kerze« (siehe Seite 61) ratsam.

- Beim Aufstehen aus dem Bett sollte sie sich über den Vierfüßlerstand hinausrollen, da das Aufstehen aus der tiefen Hocke immer einen besonderen Druck auf den Beckenboden ausübt.

Die »Notfall-Übung«

Sobald der Vorfall aus dem Scheidenausgang heraustritt: die Notfallübung!

Bei allen plötzlich drohenden bzw. bestehenden Vorfällen (Gebärmutterhals oder Scheidenwand drängen permanent aus dem Scheideneingang heraus) ist die »Notfall-Übung« (auch »Schnürsenkel-« oder »Söckchen-Übung« genannt) angebracht. Die besten Resultate wird eine Frau erzielen, wenn sie sich die Möglichkeit verschafft, diese Übung jedes Mal und sofort auszuführen, sobald sie den Vorfall aus dem Scheidenausgang heraustreten fühlt. Dies kann eventuell bedeuten, dass sie zuerst alle fünf Minuten die Übung wiederholen muss, später hoffentlich in größeren Abständen. Hier spielt natürlich eine Rolle, wie lange und wie stark der Vorfall besteht. Generell gilt: Wir lassen nie zu, dass etwas aus dem Scheidenausgang heraustritt. Bei dem ersten Anzeichen wird sofort diese Übung gemacht:

- Wir stehen in Schrittstellung, das Gewicht ist auf dem vorderen Bein.

- Nun beugen wir uns so weit vor, dass wir mit unseren Händen unseren Fußknöchel umfassen können. Befinden wir uns auf der Straße oder in einem Geschäft, tun wir so, als müssten wir unseren Schuh abwischen, die Socken hochziehen oder unsere Schnürsenkel neu binden. So bemerkt niemand, dass wir eigentlich damit beschäftigt sind, in dieser Stellung unsere Sitzbeinhöcker kräftigst von innen zueinander zu ziehen und den angespannten Beckenboden in uns hochzusaugen. Der Vorfall gleitet dabei in die Scheide zurück.

- Nun richten wir uns leicht seitlich, über dem Standbein hochkommend, auf. Die Sitzbeinhöcker bleiben unter Zug. Das Gewicht ist immer noch auf dem vorderen Fuß.

- Die Spannung im Beckenboden behalten wir für die nächsten Schritte noch bei, die wir in betont aufrechter Haltung gehen und dabei das Abdrücken des Fußes, nicht das Aufsetzen betonen (siehe auch Seite 154).

- Sobald sich der Vorfall wieder bemerkbar macht, wiederholen wir die Übung. Besonders in Situationen, wo der Vorfall plötzlich auftritt (z. B. im Wochenbett) oder durch eine außerordentliche Anstrengung bzw. einen plötzlichen Stoß in den Bauchraum verursacht wurde, habe ich allerbeste Resultate mit diesen Sofortmaßnahmen.

Besonders Beckenboden belastend wäre in dieser Zeit ein chronischer Husten oder harter Stuhlgang. Wie wir den Beckenboden beim Niesen und Husten schützen können, steht auf Seite 43. Um das Pressen bei hartem Stuhlgang zu vermeiden, ist gegebenenfalls ein Klistier angebracht. Ballaststoffreiche Kost und viel Flüssigkeit sorgen für eine zügige Verdauung.

Bitte nicht!

Den stärksten Druck auf die Beckenorgane übt folgende, absolut verbotene Bewegung aus: Die Mutter sitzt in einem weichen, nach hinten absinkenden Sessel und steht mit dem Kind im Arm auf. Dieser unbedachte, heftige Abwärtsdruck kann in der ersten Zeit die Senkung wieder um etliches verschlimmern. Die »Aufsteh-Übung« (siehe Seite 95) ist mit einem Baby im Arm selbst Frauen mit besten Beckenbodenvoraussetzungen nicht möglich.

Von bleibendem Erfolg

Es lohnt sich, diese Verhaltensregeln in den ersten Tagen nach der Geburt strikt einzuhalten, bis das akute Senkungsgefühl nachlässt. Häufig ziehen sich dann auch die meisten Senkungen, bei denen sich der Muttermund im Scheideneingang befunden hatte, schnell hoch. Ein bleibender Erfolg hängt aber sehr davon ab, ob sich die Frau auch danach noch an diese Regeln hält.

Inkontinenz-Gefahr

Eine Schwäche der vorderen Scheidenwand kommt im Wochenbett sehr häufig vor, besonders wenn es sich schon um das zweite oder dritte Baby handelt. Ein Vorfall der vorderen Scheidenwand ist im Wochenbett jedoch äußerst selten. Dabei wölbt sich die Scheidenwand aus dem Scheidenausgang heraus. So ein Vorfall kann sich aus einer Scheidenwandschwäche entwickeln, wenn diese nicht richtig behandelt worden ist. Da die Harnröhre in engem Kontakt mit der vorderen Scheidenwand aufsteigt, ist bei einer weichen vorderen Scheidenwand auch immer die Harnröhre und eventuell ein Teil der Blase selbst mit in die hängende Lage gezogen.

Mit einer vorderen Scheidenwandschwäche verbindet sich häufig ein klaffender Scheideneingang, in dem die nach unten gewölbte Scheidenwand gut sichtbar ist. Mütter, die dies zum ersten Mal mit einem Spiegel an sich beobachten, sind entsetzt und dadurch sehr motiviert, dies wieder zu ändern. Bei dieser Schwäche sind alle Beckenbodenschichten betroffen. Wenn sie nicht gezielt behandelt wird, kann sich in den kommenden Wochen, Monaten und Jahren eine leichte bis schwere Inkontinenz entwickeln. Übungen sollten insbesondere die unterste vordere Beckenbodenschicht betonen, da diese die Scheidenöffnung und den Blasenschließmuskel mitaktiviert. Neben den allgemeinen Verhaltensregeln bei Beckenbodenbeschwerden (siehe Seite 73) sind insbesondere folgende Übungen hilfreich:

»Käpt'n-Hook-Übung«

Kapitän Hook ist ein Seeräuber in Walt Disney's Märchenwelt. Peter Pan und seine Freundin, die Elfe Glöckchen, geraten durch ihn in viele gefährliche Situationen. Käpt'n Hook hat auf einem Auge eine schwarze Augenklappe, mit dem anderen Auge blickt er immer bitterböse. Statt seiner rechten Hand, die er im Kampf verloren hat, trägt er einen großen Eisenhaken als Prothese.

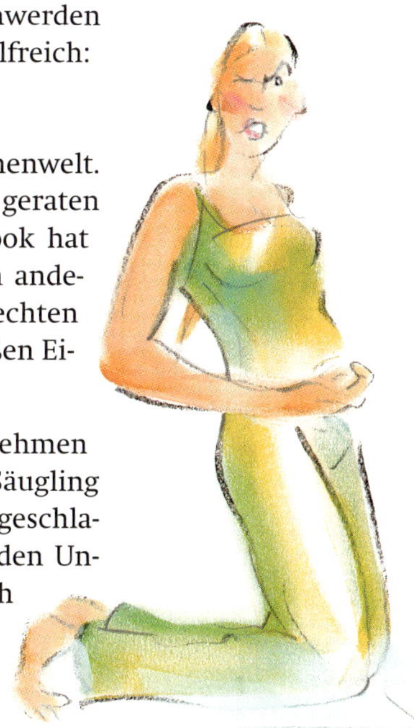

Abb. 13: Die Käpt'n-Hook-Übung

Für die Übung knien wir uns auf den Boden. Mütter nehmen diese Stellung oft ein, vor allem, wenn sie neben dem Säugling noch ein Kleinkind haben. Wenn wir auf unseren untergeschlagenen Beinen sitzen, hat der Beckenboden zwischen den Unterschenkeln Raum, locker nachzugeben. Dies fühlt sich natürlich angenehm an, ist jedoch für Frauen mit Beckenbodenbeschwerden nachteilig. Stellen wir im Hocken die Füße auf die Zehen, ist die Stellung zwar nicht mehr ganz so angenehm, der Beckenboden hat dabei aber von selbst eine gute Spannung (Tonus). Wenn wir also mit Kindern auf dem Boden spielen, Wäsche legen oder das Baby wickeln, sollten die Zehen immer aufgestellt bleiben, denn dann hält sich bei allen Bewegungen im Beckenboden eine gewisse Spannung.

- Nun geht es ans Turnen. Wir hocken also auf den Knien, der Po ruht auf den Fersen, die Zehen sind aufgestellt.

- Mit dem Oberkörper richten wir uns auf den Knien gerade auf und schieben die Hüfte etwas vor. Das übt besonders auf den vorderen Beckenbodenbereich Zug aus. Der U-Muskel der unteren Beckenbodenschicht ist gut wahrnehmbar, und so können wir gezielt mehr Kraft in ihn hineinschicken. Ertasten wir die obere Kante des Schambeines, ist die Vorstellung leichter, an dessen Innenseite die Muskelfasern des U-Muskels hochzuziehen. Der Reflexpunkt des U- und Blasenschließmuskels liegt zwischen den Augenbrauen (siehe Seite 39). Wenn wir ihn gezielt einsetzen, können wir gleich noch mehr Kraft in diese Zone schicken.

- Vorher lockern wir uns aber leicht, indem wir unsere Hüfte etwas zurücknehmen.

- Dann sagen wir laut (oder in Gedanken): »Käpt'n Hook!« und schnellen dabei die Hüfte fest vor. Ein Auge kneifen wir dabei zu, mit dem anderen schauen wir bitterböse und drohend – eben wie besagter Kapitän. Unsere rechte Hand ballen wir gleichzeitig zur Faust und werfen sie nach vorne, der gekrümmte Zeigefinger imitiert den Eisenhaken. Die Spannung im untersten vorderen Beckenboden, die wir unter den großen Schamlippen zum Schambein hin fühlen, konzentrieren wir im Wort »Hook«. Mit aller Kraft halten wir sie unvermindert fest, so lange es nur geht.

- Wenn sie schwindet, lassen wir die Hüfte zurückgleiten, entspannen dabei den Beckenboden, atmen ein paar Züge, als ob wir Anlauf nehmen wollten, und schnellen dann mit dem »Käpt'n-Hook!«-Ruf wieder vor. Diesmal schicken wir unsere Kraft noch direkter und ein bisschen stärker in den vorderen Beckenbodenbereich und arbeiten eisern daran, die Spannung lange spürbar zu halten.

- Die Übung sollte noch ein drittes Mal wiederholt werden, bevor wir z. B. in der Kauerstellung (siehe Seite 65) entspannen.

Auch die »Vier-Viertel-Takt-Übung« (siehe Seite 62) ist hier nützlich und sollte, sooft es in den Tag passt, eingebaut werden.

Achtung bei weichen Polstern

Die Schwäche im Blasen- und Harnröhrenschließmuskel wird uns besonders durch plötzlichen starken Bauchdruck (Treppenspringen, Lachen, Niesen) oder durch einen weichen, öffnenden Stellungswechsel bewusst. Dies geschieht unter anderem beim Zähneputzen oder beim Hinsetzen, besonders wenn wir uns in ein weiches, nach hinten abfallendes Sofa oder einen dick gepolsterten Sessel fallen lassen. Da das Hinsetzen einen fast unwiderstehlichen Öffnungsimpuls in den Beckenboden schickt, lohnt es sich, auch hier eine Übung einzubauen. Eine Spannung im Beckenboden festzuhalten ist dabei aber sehr viel schwieriger als bei der »Aufsteh-Übung« (siehe Seite 95). Frauen mit einer Schwäche in der vorderen Scheidenwand ist dies nicht auf Anhieb möglich. Sie können aber verfolgen, wie sich ihre Kraft langsam (manchmal sehr langsam) wieder aufbaut. Es kann bis zu einem Jahr dauern, bis sie den Beckenboden während des ganzen Hinsetz-Vorgangs halten können. Allerdings ist das auch Frauen mit besten Beckenbodenvoraussetzungen nicht automatisch möglich – die Hinsetz-Übung ist für alle Frauen zu Beginn schwierig. Beherrschen wir sie jedoch, gibt sie unserem Erscheinungsbild etwas Grazil-Elegantes, was ja immer vorteilhaft ist. Um nicht aus einer »Aufsteh-« und einer »Hinsetz-Übung« einen ellenlangen Namen zu machen, heißt diese Übung einfach:

Den Beckenboden beim Aufstehen und Hinsetzen gezielt einsetzen!

»Auf und nieder«

Sie ist auch Teil der Hockergymnastik (siehe Seite 190). Das richtige »Auf« steht auf Seite 190.

- Für das »Nieder« stellen wir uns so dicht an einen Stuhl mit gerader Sitzfläche heran, dass wir diese von hinten an den Kniekehlen fühlen. Einen Fuß ziehen wir in Schrittstellung etwas unter den Stuhl.

- Nun spannen und heben wir die unterste Beckenbodenschicht, ziehen die Sitzbeinhöcker dazu und lenken alle Kraft im Beckenboden nach vorne, ähnlich wie bei der »Käpt'n-Hook-Übung«. Unsere Knie sind leicht gebeugt, der Rücken ist gerade.

- Ohne den Po nach hinten zu schieben, lassen wir uns nun, ganz aufrecht bleibend, auf den Stuhlsitz nieder. Die Spannung im Beckenboden wird dabei die ganze Zeit gehalten und im Sitzen noch einmal kräftig zum Schambein hin gezogen, bevor wir lockerlassen und entspannen. Dabei müssen wir auf die Atmung achten. Es liegt nahe, sich während des Ausatmens hinzusetzen. Das Ausatmen ist jedoch der passive Teil der Atmung und hat einen stark entspannenden Einfluss, besonders wenn wir uns gleichzeitig Körper öffnend bewegen. So ist es zu Beginn leichter, beim Hinsetzen die Atmung kurz anzuhalten und dann während des Nachziehens die Ausatmung zu beenden.

Diese Übung ist schwerer als sie sich anhört. Die Frauen erleben dabei meist, dass die Beckenbodenspannung an einem Punkt des Hinsetzens plötzlich komplett nachlässt, gewissermaßen »herausfällt«. Wenn der Rücken nicht aufrecht gehalten, sondern das Gesäß nach hinten geschoben wird, ist es ebenfalls nicht möglich, die Spannung zu halten. Beherrscht eine Frau diese Übung aber immer besser, werden ihr beim Hinsetzen bald keine Tröpfchen Urin mehr abgehen. Die Selbstdisziplin lohnt sich also allemal, zumal es für diese Übung keines zusätzlichen Zeitaufwands bedarf, wir können sie problemlos in unseren Tagesablauf einbauen.

Schließmuskelschwäche am After

Ist bei der Geburt der Afterschließmuskel verletzt oder ganz durchtrennt worden, so ist eine gute Wundheilung besonders wichtig. Glücklicherweise heilen die meisten dieser Verletzungen folgenlos ab, und so sind Krafteinschränkungen am After viel seltener als im vorderen Beckenbodenbereich, an Scheide und Blase.

Erstmal prüfen: Ist der Schließmuskel intakt?

Schließt der Aftermuskel nicht mehr zuverlässig, weil die Wunde schlecht verheilt oder vernarbt ist, sollte ca. vier bis acht Wochen nach der Geburt ein Besuch beim Proktologen (Spezialist für Enddarmerkrankungen) erfolgen. Meist ist es sinnvoll, größere Anfahrtsstrecken in Kauf zu nehmen, um einen Arzt mit viel Erfahrung zu erreichen. Er kann beurteilen, ob die Schwäche des Afterschließmuskels mit Gymnastik tatsächlich positiv beeinflusst werden kann. Leider habe ich mehrere Frauen erlebt (auch unter 30 Jahre alt), die über lange Zeit auf den Afterschließmuskel konzentrierte Beckenbodengymnastik gemacht haben, deren Wind- und Stuhlinkontinenz sich dadurch aber nur verschlimmerte. Bei ihnen war der Ringmuskel des Afters nur mit wenigen Fasern geschlossen oder sogar komplett durchtrennt und nicht wieder zusammengewachsen. Meist hatte sich die Wundnaht im Wochenbett geöffnet oder infiziert.

Es ist wichtig, dass ein inkompletter Afterschließmuskel nicht mit Anspann-Übungen »bombardiert« wird. Die nicht geschlossenen Ringmuskeln ziehen sich dann durch das ständige Zusammenkneifen zu einem dicken Muskelwulst zusammen und lassen den After noch undichter werden. Eine chirurgische Korrektur ist in diesem Stadium oft noch schwieriger.

Gezielte Beckenbodengymnastik

Bestätigt der Proktologe einen intakten Afterschließmuskel, kann jedoch eine gezielte Beckenbodengymnastik beginnen. Wenn unkontrolliert Winde und kleine Mengen Stuhl abgehen, besteht meist eine Schwäche vor allem in der innersten Beckenbodenschicht, also dem fächerförmigen Hauptmuskel, der sich zum Rücken hin bündelt und am Kreuzbein befestigt ist. Ein Teil dieses Muskels hebt den Mastdarm mit einer Muskelschlinge an (siehe Seite 35). Die diesen Muskel versorgenden Nerven können durch eine schwierige Austreibungsphase der Geburt und durch nicht optimal verheilende Verletzungen geschwächt werden. Dabei kann ein bleibender Kraftmangel zurückbleiben. Trotzdem ist überraschend, wie wir durch gezielte Gymnastik und konsequentes Beachten der Verhaltensregeln die von diesen Nerven versorgten Körperteile wieder stärken können.

- Den Afterschließmuskel können wir uns mit der »**Tick-Tack-Übung**« (siehe Seite 87) bewusst werden lassen. Dies gelingt besonders gut, wenn wir bei den kurzen Anspannungen gleichzeitig den Reflexpunkt im Rachen mitbenutzen und kräftig »Krrrrr« knurren.

- Den hinteren Teil der innersten Beckenbodenschicht stärken wir zusätzlich, indem wir die Bewusstseinsübungen mit dem Eichhörnchenschwanz machen (siehe Seite 52).

- Auch die Grundhaltung der Hockergymnastik (»**Trockenübung**«, siehe Seite 174) ist ein gutes Anspannungstraining, ebenso der »**Hohe Abspreizer**« in Bauchlage (siehe Seite 202).

- Kräftigend auf den hinteren Beckenbodenbereich wirken auch alle Übungen in Bauchlage auf dem Keil (siehe Seite 196 ff.).

- Neben der Gymnastik ist bei einer Enddarm- oder Afterschwäche natürlich auf eine gute Verdauung zu achten, damit der Stuhlgang nicht hart und starkes Pressen vermieden wird.

Auf der Toilette

Das Verhalten auf der Toilette sollten wir uns genauer ansehen. Die meisten Menschen machen dabei einen runden Rücken und benutzen die Bauchpresse, um den Darminhalt hinauszudrücken. Damit die Bauchpresse gut mithilft, nehmen sie einen großen Atemzug und halten dann die Luft beim Drücken an. Meist wird bei einem geschwächten hinteren Beckenboden umso stärker gepresst, weil der verantwortliche innerste Hauptmuskel seine den Enddarm stimulierende Anhebefunktion nicht mehr ausübt. Es ist falsch, auf der Toilette wie auf einem Kutscherbock zu sitzen, die Ellenbogen auf die Knie zu stützen und womöglich noch das Kinn auf die Hände zu drücken. Wird nun mit Wucht gepresst, sind alle Reflexzonen des Beckenbodens angespannt, ebenso der Afterschließmuskel. Der Pressdruck wird, da wir als Frauen zur Scheide hin nur einen Schließmuskelring besitzen, zum Steiß hin aber zwei ausgebildet sind (siehe Seite 28), in Richtung Scheide gelenkt. Besteht in der Scheidenwand eventuell eine Schwäche, z. B. durch Geburtsverletzungen (Scheidenrisse), so kann sich hier mit den Jahren ein hinterer Scheidenvorfall ausbilden. Das bedeutet, dass wiederholt ein Teil des Mastdarms, der mit hartem Stuhl gefüllt ist, in die Schwachstelle der hinteren Scheidenwand gepresst wird und sich so langsam mehr und mehr in die Scheide hineinschiebt. Bleibt eine Schlaufe Mastdarm permanent im Scheidenbereich »hängen«, kann sich der darin befindliche Darminhalt zersetzen und zu schmerzhaften Entzündungen führen.

Ein solches Beschwerdebild wird zum Glück erst nach mehreren Jahren manifest, lässt sich aber bei richtigem Toilettenverhalten durchaus völlig vermeiden.

Unterstützende Toilettengymnastik Wir sitzen mit geradem Rücken, leicht nach hinten angelehnt, auf der Toilette, atmen langsam und fließend tief ein und aus. Während der Ausatmung runden wir das Becken leicht nach vorne und halten unseren Rachen weit geöffnet. Mit leichtem Schub, niemals mit hartem Pressen, lenken wir den Darminhalt nach unten. Wenn die Ausatmung beendet ist, schließen wir ganz bewusst die unterste Beckenbodenschicht, richten uns auf und nehmen dann beim Einatmen die mittlere und innerste Beckenbodenschicht hinzu. Den Eichhörnchenschwanz ziehen wir am Rücken hoch, bis sein wuscheliges Ende über unserem Kopf steht. Wenn die Ausatmung einsetzt, runden wir uns wieder, lehnen uns zurück und schieben den Stuhlgang weiter hinaus. Dieses Beckenkippen und -aufrichten stimuliert die Darmentleerung und unterstützt die Arbeit des innersten Hauptmuskels.

»Pendelnde« Gebärmutter

Viele Frauen haben nach der Geburt eine »pendelnde« Gebärmutter, die aber meist keinerlei Beschwerden verursacht. Ihre Gebärmutter liegt mal in der normalen, nach vorne geneigten Stellung, mal neigt sie sich mehr nach rechts, seltener auch nach links. Ab und zu richtet sie sich gerade auf, was um den Eisprung herum auch natürlicherweise vorkommt. Die Frauen spüren von diesen Lageveränderungen meist nichts. Nur wenn sie natürliche Familienplanung praktizieren, bemerken sie den unterschiedlich stehenden Muttermund. Die Gebärmutter wird sich manchmal erst nach zwei bis drei Jahren in der normalen Stellung »zur Ruhe setzen«.

Dies zeigt uns, dass sich die Bänder, an denen die Gebärmutter befestigt ist, langsam aber stetig wieder festigen. Es zeigt uns aber auch, wie wichtig es ist, dass die Gebärmutter nicht in der nach hinten geneigten Stellung bleibt, wenn die Frau nicht schon mit dieser Anlage geboren wurde. Die Gebärmutter verliert sonst ihre elastische Aufhängung und die Möglichkeit, bei körperlichen Belastungen wie Springen, Schieben und Tragen mitzufedern. Bei einer nach hinten geneigten oder abgeknickten Gebärmutter würde bei allen Beckenboden belastenden Tätigkeiten der Druck von der Gebärmutter gerade nach unten in die Scheide weitergegeben werden. Außerdem dehnt sich bei nicht angeborener Rückneigung der Gebärmutter die vordere Scheidenwand in die Länge. Die hintere Scheidenwand wiederum wird in sich zusammengeschoben. Dadurch senkt sich die schräg ansteigende Scheide nach hinten ab. Die Gebärmutter steht aufrechter und drängt in Richtung Damm und Mastdarm, was bei einer vaginalen Untersuchung im Liegen oft nicht klar zu erkennen ist, wohl aber im Stehen. Die Folge sind

Manchmal setzt sich die Gebärmutter erst nach einigen Jahren »zur Ruhe«.

Hämorrhoiden, Schmerzen im tiefen Rücken, Verstopfung und eine Schwäche des hinteren Beckenbodens.

Beckenbodenpflege im Wochenbett

Nach jeder vaginalen Entbindung schwillt das weiche Gewebe des Beckens als Reaktion auf den Durchtritt des Kindes an. Die Schwellung erreicht 12 bis 36 Stunden nach der Geburt ihren Höhepunkt und geht dann langsam zurück. Die Stärke der Schwellung kann sehr variieren. Sie kann den Frauen lediglich als ein Schweregefühl vorkommen, aber auch ein kaum zu ertragendes, schmerzhaftes Druckgefühl verursachen. Hat die Frau Darm-, Scheiden- oder Schamlippenverletzungen, kommt der Wundschmerz hinzu. Dabei wird ein unter der Geburt entstandener Riss an Haut- und Muskelgewebe nicht als so schmerzhaft empfunden wie ein Dammschnitt. Besonders bei größeren Dammschnitten kann es zu starken Wundschmerzen und Schwellungen, auch aufgrund von Blutergüssen, kommen. Leider sind auch Blutungen in tiefer liegendem Gewebe keine Seltenheit.

Da eine Mutter nach der Geburt ihres ersten Kindes nicht beurteilen kann, ob ihr empfundener Wundschmerz über das normale Maß hinausgeht, beklagt sie sich oft verspätet über die quälenden Schmerzen. Dankbarkeit und Freude über das Kind lassen viele andere Unannehmlichkeiten verdrängen.

Dammverletzungen

Dammverletzungen sind ernst zu nehmende Wunden, deren Heilungsprozess viel mehr medizinische Aufmerksamkeit benötigt, als ihnen meist zugestanden wird. Die Wunde sollte täglich inspiziert werden, was auf Wochenbettstationen oft nicht selbstverständlich ist. Für eine Frau ist das saubere, zügige Verheilen der Geburtsverletzungen von großer Bedeutung. Auch in diesem ganz intimen Körperbereich sind wir eitel. Wenn im Genitalbereich bald nach der Geburt ein Gefühl von Unversehrtheit und Intaktheit spürbar ist, gleiten wir selbstsicherer in die Mutterrolle hinein.

Vernarbungen haben nie eine positive Auswirkung! Ungezählt sind die Frauen, die seit der Geburt ihres ersten Kindes unter Narbenschmerzen leiden. Die treten auf z. B. bei Wetterwechsel, kurz vor Einsetzen der Menstruation, am häufigsten beim Geschlechtsverkehr. Unter dem Begriff »perineal pain« (Dammschmerzen) werden diese Narbenbeschwerden und andere, manchmal unerklärlichen Schmerzzustände im Dammbereich zusammengefasst, die viele Frauen nach der Geburt für Wochen, andere für Jahre, einige ihr Leben lang begleiten.

Ganz sicher wissen wir seit ca. zwanzig Jahren, dass eine Wundheilungsstörung, die auch das Muskelgewebe des Beckens und damit den Beckenboden betrifft, eine nachhaltige spätere Schwäche bewirken kann. Das betrifft alle Geburtsverletzungen, bei denen sich eine Entzündung tiefer als nur an der Hautoberfläche ausbreiten konnte.

So wird die Wundheilung unterstützt

Einer gute Wundheilung lässt sich mit diversen Maßnahmen unterstützen.

- Das altbewährte Kühlen einer frisch vernähten Dammwunde mindert die Schwellung. Es kann in den ersten Stunden durch ein in ein Tuch eingeschlagenes Kühl-Pack erfolgen, später auch durch mit verdünnter Calendula-Tinktur befeuchtete Kompressen. Diese wirken Schmerz lindernd, abschwellend, säubernd und heilungsfördernd. Sie sollten alle drei bis vier Stunden ausgetauscht werden und sind selten über den zweiten Tag hinaus nötig.

Seit- und Bauchlage statt Schwimmring.

- Neben der guten chirurgischen Versorgung der Geburtsverletzung ist es wichtig, die Wunde zu entlasten und ruhig zu stellen. Das bedeutet, dass alle Mütter, bei denen eine Verletzung mit mehr als nur »ein paar Stichlein« versorgt werden musste, entweder auf dem Rücken oder auf der Seite mit abgepolstertem oberen Bein oder in Bauchlage liegend betreut werden sollten. In der Bauchlage müssen Bauch und Hüfte so hoch gelagert sein, dass das Rückgrat waagerecht verläuft. Meist wird hierfür eine aufgerollte Stepp- oder Wolldecke benötigt, die bis kurz unter die Brust reicht, damit diese nicht gedrückt wird. Ist die Wöchnerin zu Hause, kann die Wunde auch zeitweise unbedeckt liegen, was die meisten als besonders angenehm empfinden.

- Das Stillen in Seitlage ist sehr entspannend. Falls die Mutter das Baby nur im Sitzen gut halten kann, sollte sie sich aufrecht und weit nach hinten auf einen eher harten Stuhl setzen. Ihr Körpergewicht wird so größtenteils von den Oberschenkeln getragen. Setzt sie sich schief auf den Stuhl, wird meist an der Wunde gezogen, was auch durch ein sehr weiches Sitzkissen passieren kann. »Schwimmringe« lindern zwar den Schmerz beim Sitzen und werden zu diesem Zweck häufig empfohlen, sie behindern jedoch die Durchblutung und damit die Wundheilung, sie fördern den Gewebestau und das Herabsinken der Beckenbodenmuskulatur.

Oft sträflich vernachlässigt

Es ist seltsam, aber jede andere, mit einem Dammschnitt vergleichbare Wunde würde sorgsamst behütet und gepflegt. Im Vergleich dazu vernachlässigen sowohl Hebammen als auch Ärzte und die betroffenen Frauen selbst eine Dammschnittwunde oft sträflich. Der Damm lässt sich in etwa mit einem Stück Hand zwischen Daumen und Zeigefinger vergleichen. Wäre hier eine Schnittverletzung von ca. vier Zentimeter vernäht worden, würde die Hand auf einem Kissen hoch gelagert ruhen. Wöchnerinnen aber werden halbhoch sitzend gebettet, so dass der ganze Wundbereich die Hauptlast des Körpergewichtes trägt und bei jeder Bewegung zusätzliche Unruhe erfährt. Die Wunde wird in dieser Position auch in einem konstanten, feucht-warmen Klima gehalten, was besonders im Krankenhaus durch Decken, mit Plastikhüllen bezogene Matratzen und Unterlagen unterstützt wird. All das ist einer raschen Wundheilung jedoch eher abträglich.

Mit leichter Gymnastik unterstützen

Selbst bei massiven Verletzungen oder wenn die Frau meint, sich vor Schmerzen kaum bewegen zu können, ist häufige leichte Gymnastik zur Unterstützung der Durchblutung in Beinen und Becken unbedingt anzuraten. »Angeberkreise« (siehe Seite 93) sind ein Muss vor jedem Aufstehen, und es wäre optimal, sie zusätzlich jede Stunde einmal zu machen. Aber auch an die Beckenbodenmuskeln sollten Wöchnerinnen sich »herantasten«, am besten mit der »Tick-Tack-Übung«.

Die »Tick-Tack-Übung«

Um den Beckenboden nur ganz zart und vorsichtig zu stimulieren, »ticken« wir die allerunterste Beckenbodenschicht behutsam an und lassen dann wieder los, wie im Rhythmus einer Uhr: »tick-tack, tick-tack, tick-tack...«. Dies ist eigentlich immer und jederzeit möglich, auch direkt nach einer Geburt. Besonders in einer Becken entlastenden Stellung ist es kaum schmerzhaft. Im Gegenteil: Sobald wir die Übung ein paar Mal wiederholt haben, wird uns klar, dass dieses leichte Stimulieren den Wundschmerz verringert. Das liegt auch daran, dass sich viele Frauen wegen der Schmerzen in Rücken, Bauch und Becken ständig verspannen. Durch das sanfte An- und Entspannen im Beckenboden lassen sie dann automatisch auch dort locker. Diese Gymnastik verringert nicht nur den Wundschmerz, sondern unterstützt auch den Heilprozess, weil sie die Durchblutung sanft anregt.

Wir können während des »tick-tack« Musik hören, ein Lied summen oder dies auch nur in Gedanken abspielen lassen. Die allerletzte Anspannung halten wir ein paar Takte fest und beobachten, wie stark wir den Beckenboden schon wieder benutzen können, ohne dass es uns schmerzt. Bei der darauf folgenden Entspannung fällt es leicht, die ganze Beckengegend weich und locker zu lassen.

Was die Heilung außerdem fördert

- Vor jedem Toilettengang ist es sinnvoll, einmal kurz aufrecht durch die Wohnung zu gehen und dabei fünf- bis zehnmal das Becken zu kippen und wieder aufzurichten. Dieses Beckenwippen regt die Darmtätigkeit an und lässt sich am besten mit aufgestützten Armen üben.

Beckenwippen regt die Darmtätigkeit an.

- Die Ernährung darf ruhig den Bedürfnissen der Wöchnerin entsprechen. Erfahrungsgemäß setzen diese von sich aus keinen Sauerbraten mit Rotkohl auf die Wunschliste. Um die ersten Stuhlentleerungen angenehmer ablaufen zu lassen, sollte ein täglicher Rohkostteller aus fein geschnittenem, nicht blähendem Gemüse mit frischen Kräutern und Nüssen auf dem Speiseplan stehen. Wenn zusätzlich ein bis zwei Esslöffel Leinsaat in Müsli oder Joghurt gestreut werden, gibt es selten Probleme mit der Verdauung. Nach dem Milcheinschuss kommt es leicht zu hartem Stuhlgang. Das liegt dann meist an einer zu geringen Flüssigkeitszufuhr. Der Körper der Wöchnerin ist in dieser Zeit darauf ausgerichtet, in erster Linie alle verfügbare Körperflüssigkeit in die Milchproduktion zu pumpen. Trinkt die Frau dann nicht genügend, so holt sich der Körper die Flüssigkeit aus dem Inhalt des Dickdarms, so dass der Stuhl sehr fest wird.

- Sehr heilungsfördernd wirkt das Abduschen der Wunde: Nach jedem Toilettenbesuch in die Wanne oder Dusche hocken und mit der Handbrause ausgiebig die ganze Scheidengegend abspülen. Nach anfänglich zögerndem, eher tröpfelnden Benässen der Wundumgebung wird den Frauen schnell klar, wie wohltuend durchblutungsfördernd dieses Duschen wirkt. Am besten ist es, die Wunde danach im Bett trockenzufönen und sie anschließend so lange wie möglich unbedeckt an der Luft zu belassen.

- Homöopathische Mittel können die Wundheilung unterstützen, weil sie gleichzeitig die Rückbildung der Gebärmutter fördern. Am Tage der Geburt ist eine Gabe Arnika D30 und Staphisagria D30 angebracht, in den darauf folgenden zwei Wochen Arnika D4 (viermal täglich eine Tablette). Eine gute Wirkung zeigt auch ein Mischpräparat (»Traumeel®«).

- Die Versorgung der Geburtsverletzung sollte immer ernst genommen werden. Betroffene Frauen müssen wissen, dass es für sie besonders wichtig ist, die Beckenboden-Bewusstseinsübungen (siehe Seite 39 ff.) und die Wochenbettgymnastik konsequent auszuführen. Acht Wochen nach der Geburt sollte genauer untersucht werden, wie es um die Beschaffenheit der Beckenbodenmuskulatur bestellt ist.

- Sind die Verletzungen nicht zügig abgeheilt, ist die Teilnahme an einem speziellen Kurs in aufbauender Beckenbodengymnastik immer anzuraten.

Die Wochenbettgymnastik

Direkt nach der Geburt befindet sich der Körper der Mutter in einem wahren Ausnahmezustand: Sie fühlt eine Leere und Leichtigkeit in sich, und wenn sie auf ihren Leib herunterschaut oder mit der Hand über ihren Bauch streicht, spürt sie die breite Weichheit des Bauchraumes. So angenehm sich ihr Becken auch anfühlen mag, der vorfallende Bauch ist etwas, was sie jetzt, wo die Schwangerschaft beendet ist, nicht weiter an sich sehen möchte. Sie sehnt sich danach, Kleidung zu tragen, in der sie sich hübsch fand und wohl gefühlt hat.

Ich will so werden wie ich war

Aus diesem Bedürfnis heraus, schnell wieder mit der Frau identisch zu sein, die sie vor neun Monaten war, wollen die meisten Wöchnerinnen möglichst rasch die Bauchmuskeln trainieren. Dass dies in den ersten Tagen und Wochen nach der Geburt besonders schädlich für den Beckenboden und Ursache vieler späterer Senkungsbeschwerden ist, wissen nur wenige.

Zu frühes Bauchmuskeltraining fördert eine Gebärmuttersenkung!

Die Bauchmuskeln wurden in der zweiten Schwangerschaftshälfte zunehmend gedehnt. Behielt die Frau jedoch ihren »guten Stand und Gang« (siehe Seite 154), wurden alle Bauchmuskeln in einem guten Tonus gehalten, und die Geburt hat sie weder überanstrengt noch überdehnt. Hat eine Frau in der Pressphase ihre Bauchmuskeln stark eingesetzt, ist sie falsch angeleitet worden, denn das betonte Anspannen der Bauchmuskeln behindert das Tiefertreten des Kindes im Geburtskanal.

Die Erfahrung des absoluten Öffnens

Diejenigen Muskeln jedoch, die durch die Geburt in kaum vorstellbarer Weise auseinander gezwungen werden, sind die Muskelschichten des Beckenbodens. Die Geburt ist der körperoffenste Vorgang im Leben überhaupt, und sie kann deswegen auch nur in der »extrem körperoffenen Haltung« (siehe Seite 47) stattfinden. Diese runde, geöffnete Haltung hat jede Gebärende, ob sie auf dem Rücken, auf der Seite, im Vierfüßlerstand oder hockend ihr Kind bekommt. Diese Erfahrung des absoluten Öffnens durch das Kind und sein Herausgleiten aus dem mütterlichen Schoß hinterlässt bei der Frau einen Zustand, in dem ihr Körper, Denken und Empfinden weit geöffnet sind für die Signale ihres Kindes.

Der Nachhall der Geburtserfahrung ist so stark, dass jedes Mal, wenn die Mutter eine körperoffene Haltung einnimmt, der Beckenboden sich reflexartig öffnet. Diese Reaktion ist für das Wohlergehen des Kindes von großer Bedeutung, denn bei allen Tätigkeiten, die bei der Versorgung des Babys anfallen, nimmt die Mutter eine gerundete Haltung ein, insbesondere beim Stillen. Sie lässt so das Kind nach der Trennung durch die Geburt wieder tief in sich hinein.

Durch die enorme Dehnung der Beckenbodenmuskeln ist deren Wahrnehmung und willentliche Benutzbarkeit eingeschränkt. Die Mutter kann vielleicht mit einiger Konzentration den Beckenboden im unteren Bereich leicht »anticken«, es ist ihr aber nicht möglich, eine anhaltende Kraft aufzubauen. Ist die Geburt ohne größere Gewebsverletzungen abgelaufen, kehrt die Fähigkeit, den Beckenboden kraftvoll festzuhalten, ca. vom dritten Tag an nach und nach zurück.

Kein Bauchmuskeltraining in den ersten zwei Wochen!

Bauchmuskel kräftigende Übungen jedoch beeinflussen in den ersten zwei Wochen nach der Geburt die Lage der Gebärmutter nur negativ und können den Beckenboden nachhaltig schwächen. Sie werden meist folgendermaßen auf dem Rücken liegend ausgeführt:

- Die Frau wird gebeten, Bauch- und Beckenbodenmuskeln anzuspannen und festzuhalten, während sie den Kopf hebt und die Fußspitzen der gestreckt liegenden Beine in Richtung Nasenspitze zieht. Obwohl hier »nur« der Kopf nach vorne geneigt und die Hacken nach unten gedrückt werden, genügen diese Ansätze zur körperoffenen Haltung, um den Beckenboden erschlaffen zu lassen. Das bedeutet aber, dass der durch das Anspannen der Bauchmuskeln aufgebaute Bauchraumdruck ungehindert in Richtung Beckenboden ausweicht. Die noch große, schwere Gebärmutter wird nach hinten und unten gedrückt, denn die Muskeln des Beckenbodens können weder eine Anspannung festhalten, geschweige denn einem Druck von oben standhalten.

- Manchmal werden Frauen auch gebeten, auf dem Rücken liegend die Beine zu kreuzen und dann den Beckenboden fest anzuspannen. Hat die Frau eine Verletzung im Genitalbereich, ist ihr dies schon auf Grund der Schmerzen kaum möglich.

- Die Frau liegt in Rückenlage mit gestreckten Beinen. Sie spannt Bauch- und Beckenmuskeln fest an und lässt die rechte Hand an der Außenseite des linken Oberschenkels zum Knie hinuntergleiten. Diese Übung trainiert die langen und schrägen Bauchmuskeln. Die Frau hebt dabei Kopf und Oberkörper leicht drehend an. Hierbei drücken die Bauchmuskeln die Gebärmutter noch stärker nach hinten und unten. Der Beckenboden reagiert auf die runde Körperhaltung mit promptem Öffnen und weicht dem Bauchraumdruck.

Alle diese Übungen schaden dem Beckenboden!

- Die Frau liegt auf dem Rücken. Nachdem sie Bauch- und Beckenmuskulatur angespannt hat, winkelt sie den rechten Arm und lässt den Ellenbogen an das angewinkelt hochgezogene linke Knie tippen. Danach legt sie sich kurz gerade auf den Rücken und führt anschließend den linken Ellenbogen zum rechten Knie. Die noch überdehnte, lockere Scheide wird zusammengeschoben. Die Gebärmutter kann nicht in die natürliche, nach vorne geneigte Stellung finden, sondern knickt leicht nach hinten ab.

Wenn eine Frau solche Übungen eifrig turnt – und die meisten sind nach der Geburt dafür hoch motiviert – ist eine Gebärmuttersenkung und Beckenbodenschwäche vorprogrammiert. Besonders die letztgenannte Übung lässt sich in den ersten drei Monaten nach einer Geburt kaum mit anhaltend festem Beckenboden ausführen und ist daher in dieser gesamten Zeit fehl am Platze.

Abgeknickte Gebärmutter

Seit über zwanzig Jahren beobachte ich bei Wöchnerinnen, die die ersten drei bis fünf Tage des Wochenbetts im Krankenhaus verbracht haben, mit gleich bleibender Häufigkeit Folgendes: Als Teil meiner Nachuntersuchung taste ich nach der Gebärmutter und schaue nach dem Wochenfluss. Stolz erzählt mir die Frau: »Der Wochenfluss tröpfelt nur noch. Der Arzt im Krankenhaus hat gestern schon gefühlt und gesagt, die Gebärmutter sei schon so klein, dass sie nicht mehr tastbar ist.« Nur: Das ist am fünften oder sechsten Wochenbett-Tag kaum möglich. Mit sehr großer Wahrscheinlichkeit liegt hier die Gebärmutter bereits abgeknickt an den Enddarm gelehnt oder ist zwischen Scheide und Enddarm gerutscht.

Wenn ich nach dem Stuhlgang frage, wird meist prompt von Schwierigkeiten und Hämorrhoiden berichtet – eindeutige Folgen solcher Senkung. Frage ich noch, ob die Wöchnerin bereits geturnt hat, beschreibt sie meist die auf Seite 90/91 aufgeführten Übungen oder sehr ähnlich wirkende. Es ist immer Zeit raubend und erfordert sehr viel Feingefühl, der Frau nahe zu bringen, dass sie genau das Falsche gemacht hat. Häufig gelingt es jedoch, mit der Vier-Viertel-Takt-Übung (siehe Seite 62) und einer sanften, rektalen Untersuchung die Gebärmutter in die natürliche Richtung anzuheben. Hat die Wöchnerin eine angeborene nach hinten geknickte Gebärmutter, wird diese sich im Wochenbett immer wieder dorthin bewegen. Im nächsten Kapitel gehen wir darauf näher ein.

Die Gymnastik in den Tagesablauf integrieren

Die Wochenbettgymnastik sollte in den Tagesablauf integriert werden und dadurch ein konstantes Haltungs- und Beckenbodenbewusstsein schulen. Ein anderes Gymnastikprogramm, das 10 bis 15 Minuten lang auf einer Matratze geturnt werden soll, wird eine Frau aus Zeitmangel und Erschöpfung oft ausfallen lassen. Außerdem hilft es nicht viel, einmal täglich zu turnen, wenn in der restlichen Zeit und bei den alltäglichen Verrichtungen Körperhaltung und Beckenbodenschutz nicht beachtet werden. Leicht und kontinuierlich in den Alltag einzugliedern ist folgende Gymnastik:

Die »Tick-Tack-Übung«

Diese Übung haben wir schon auf Seite 87 beschrieben. Sie kann unmittelbar im Anschluss an die Geburt beginnen. Frauen sind verständlicherweise richtig stolz, wenn es ihnen schon **im Kreißsaal** gelingt, den Beckenboden so zu erfühlen, dass sie ihn spürbar kurz »anticken« und wieder entspannen können. Ungefähr eine Minute lang, im eigenen, nicht zu schnellen Rhythmus, wird der Beckenboden vorsichtig angespannt und lockergelassen, das letzte Anticken langsam verstärkt und etwas angehalten. Sobald jedoch das Gefühl für die Spannung schwindet, sollte die Frau loslassen und weich in den Beckenboden hineinatmen.

Im Wochenbett kann eine Frau diese Übung immer machen, wenn sie gerade nicht stillt und das Baby versorgt ist. Um in den geschwollenen Beckenboden hineinzuspüren, braucht sie Ruhe. Im Krankenhaus sollten Frauen sich auf die Seite legen und die Decke über die Ohren ziehen, um sich abzuschirmen.

Test

Urinstrahl anhalten

Den Urinstrahl anzuhalten und wieder laufen zu lassen, ist ebenso ein guter Test, um zu sehen, wie effektiv der Beckenboden in diesem Gebiet schon arbeitet. Ein zu häufiges Anhalten des Urins kann jedoch dazu führen, dass die Frau einen vermehrten Harndrang verspürt. Die Fähigkeit, den Urin anhalten zu können, ist allerdings kein Beweis für einen intakten Beckenboden, sondern zeigt lediglich, dass der Blasenschließmuskel und der U-Muskel der unteren Beckenbodenschicht gut stimulierbar sind.

»Angeber-Kreise«

Diese Übung wird vor jedem Aufstehen gemacht, das erste Mal also noch im Kreißbett, vor dem ersten Toilettengang. Hierzu liegt (bei Dammverletzungen) oder sitzt die Frau im Bett, hat die Bettdecke zurückgeworfen und die Beine leicht gespreizt obendrauf gelegt. Nun lässt sie die Füße kreisen, der Kopf

Vor jedem Aufstehen: die »Angeber-Kreise«!

bleibt dabei unbedingt ruhig auf dem Kissen liegen. Die Übung wird »Angeber-Kreise« genannt, weil die Frau angeberisch mit den Füßen die größten Kreise beschreiben soll, die ihr möglich sind. Sie zieht die Zehen in Richtung Nasenspitze an, dreht sie dann weit nach innen und dehnt sie langsam nach unten, bis die Füße durchgestreckt sind wie bei einer Ballett-Tänzerin. Bei der weiten Außendrehung zurück soll der Fuß einen derartig großen Kreis beschreiben, dass das Knie mitrollen muss. Bei diesen langsamen Kreisen arbeiten die Muskeln des ganzen Beines mit. Die Beinmuskeln werden dabei nacheinander abwechselnd an- und entspannt, was den Rückfluss des Blutes in den Venen fördert. Nach zehn gut gemachten »Angeber-Kreisen« ist das Blut in den Beinen einmal komplett ausgetauscht.

Drei wichtige Gründe gibt es, diese Übung regelmäßig durchzuführen:

- Der Kreislauf wird angeregt.

Der Blutkreislauf der Frau ist nach der Geburt labil, und es kann durchaus einen Tag dauern, bis er wieder richtig in Schwung kommt. Das ist nichts Krankhaftes oder Besorgnis Erregendes, sondern vielmehr eine normale Reaktion auf den plötzlichen Gewichtsverlust, den eine Geburt binnen weniger Minuten mit sich bringt. Durchschnittlich verlieren wir dabei gute zehn Pfund an Körpergewicht. Zehn »Angeber-Kreise« regen den Kreislauf jedoch so an, dass die Frau tief und gründlich durchatmet. Wenn sie gleich darauf vom Bett aufsteht, wird ihr Kreislauf dieses Aufrichten in die Senkrechte besser mitmachen.

- Sie beugt einer Thrombose vor.

Frauen sind während der Schwangerschaft und kurz nach der Geburt besonders gefährdet, eine Thrombose (Blutgerinnsel in der Vene) zu erleiden, weil die Gerinnungsfähigkeit des Blutes in dieser Zeit erhöht ist, um den Blutverlust während der Geburt zu begrenzen. Im Wochenbett verringert sich außerdem das in der Schwangerschaft um die Hälfte vermehrte Blutvolumen wieder, was zusätzlich dazu beiträgt, dass das Blut zähflüssiger ist als sonst. Besonders bei Frauen mit einer Venenschwäche, wo Krampfadern das Blut in den Beinen leicht stauen, entstehen leicht Venenentzündungen, wenn das Blut zu langsam fließt. Durch die »Angeber-Kreise« werden die Venen von den sie umgebenden Beinmuskeln rhythmisch »massiert«. Das fördert die Durchblutung und beschleunigt den Rücktransport des Blutes entgegen der Schwerkraft zum Herzen. So trägt diese Beingymnastik nicht unwesentlich dazu bei, eine Venenentzündung oder tiefe Venenthrombose zu verhindern. Die »Angeber-Kreise« sind deshalb besonders wichtig, wenn Frauen zu Krampfadern neigen, da die größte Gefahr, dass sich neue bilden, zwischen dem 7. und 14. Tag nach der Geburt liegt. Darüber hinaus sollten bei bereits vorliegendem Venenleiden immer schon in der Schwangerschaft, unter der Geburt und auch im Wochenbett Bandagen, Kompressionsstrümpfe oder -strumpfhosen getragen werden, da sie am besten davor schützen, dass sich die Krampfadern verstärken.

Die »Angeber-Kreise« fördern die Durchblutung in den Beinen und schützen vor Thrombosen.

- Sie verbessert die Durchblutung des Gewebes.

Wenn das Blut in den Beinen ausgetauscht wird, stimuliert das natürlich auch die Durchblutung des kleinen Beckens. Der normale Gewebsstau als Folge des Geburtstraumas geht durch diese Übung schneller zurück. Ist eine Verletzung an Damm und Scheide vorhanden, heilen die Wunden schneller ab.

Die »Aufsteh-Übung«

Ab dem zweiten Wochenbett-Tag kommt die »Aufsteh-Übung« zu den »Angeber-Kreisen« und der »Tick-Tack-Übung« hinzu. Sie betrifft jedes Aufstehen, gleich ob von der Toilette, dem Stuhl am Esstisch, dem Sessel oder der Bettkante.

Die Übung hat folgenden Hintergrund: Wann immer wir aus dem Sitzen aufstehen, bringen wir unseren Körper ganz von allein vorübergehend in die »extrem körperoffene Haltung«. Am besten wird uns dies bewusst, wenn wir in Zeitlupe von einem Stuhl aufstehen. Wir neigen den Oberkörper etwas vor, um unser Gewicht auf die Füße, und zwar hauptsächlich die Fersen zu verlegen, bevor wir uns dann ganz erheben. Bei diesem Vorbeugen haben wir auch die Arme nach vorne genommen und den Kopf geneigt. All dies sind Merkmale der extrem körperoffenen Haltung. Heben wir uns vom Sitz hoch, so liegt unser Gewicht auf den Fersen, was die runde, geöffnete Haltung zusätzlich verstärkt.

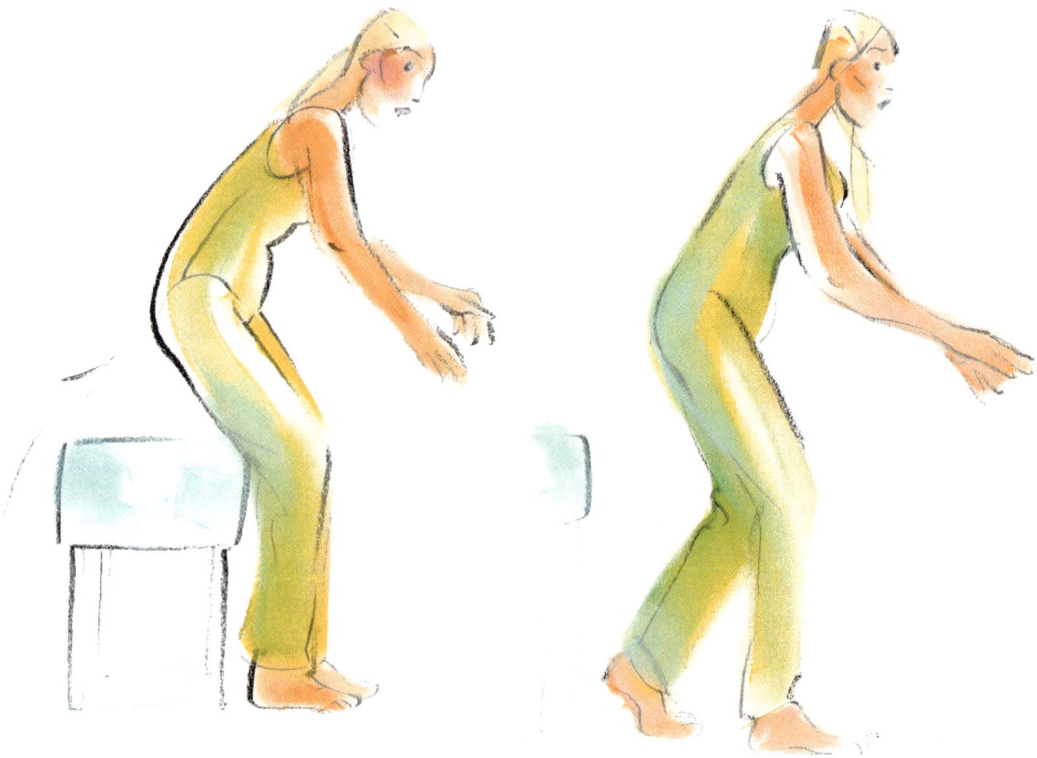

Abb. 14a : Aufstehübung falsch

Bei einer Wöchnerin ist dieses Öffnen derart ausgeprägt, dass ihr Beckenboden im Moment des Erhebens reflexartig jegliche Spannung verliert. Der Beckenboden scheint wie eine Pampelmuse, die tief ins Becken abrutscht. Der offene Beckenboden wiederum lässt bei der Wöchnerin alle Reflexpunkte erschlaffen. Ihr Gesichtsausdruck ist eher gelangweilt mit leicht hängendem Unterkiefer. Sie hat Schwierigkeiten, den gerundeten Rücken aufzurichten. Wir alle kennen den typischen, leicht gebeugten Gang einer Wöchnerin, wie sie fast schlurfend über den Flur der Wochenstation zur Toilette oder zum Babyzimmer schleicht. Der Beckenboden ist dabei ohne die geringste Spannung. Beim Aufstehen wurde er schwer und locker fallengelassen, noch verstärkt durch das Fersen betonte Gehen in runder Haltung. Hat diese Frau vor dem Aufstehen auch noch falsche Wochenbettgymnastik geturnt und dabei schon den Beckenbo-

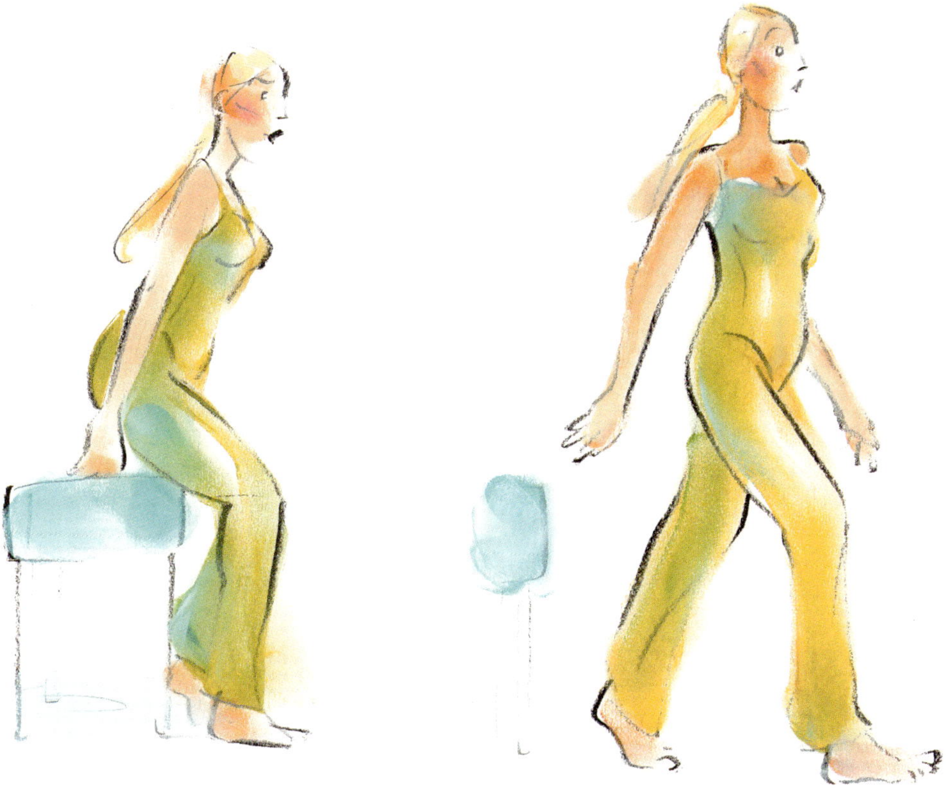

Abb. 14b : Aufstehübung richtig

den durch Bauchraum- und Gebärmutterdruck wiederholt nach unten nachgeben lassen, so sind Beckenbodenprobleme bald die Folge, auch schon nach dem ersten Kind.

Es ist wichtig, genau hier eine Beckenboden schützende Übung einzubauen, die gleichzeitig kräftigt, und sie regelmäßig, viele Male täglich, auszuführen. Ein solches Training ist die »Aufsteh-Übung«. Das Wissen um die Reflexpunkte des Beckenbodens hilft uns dabei, den Beckenboden nicht erschlaffen zu lassen. Die Übung geht folgendermaßen:

- Wir richten unseren Rücken im Sitzen gerade auf und heben den Kopf an.

- Die Arme nehmen wir nach hinten und stützen die Hände seitlich hinter dem Gesäß ab.

- Die Füße ziehen wir nahe, gern auch in Schrittstellung, an uns heran, so dass unser Gewicht beim Aufstehen gleich mehr den vorderen Teil des Fußes belastet.

- Nun müssen wir den Beckenboden anspannen, bevor wir uns erheben, und ihn angespannt halten, bis wir aufrecht stehen. Dies ist für eine Frau am Tage nach der Geburt mit Hilfe des Beckenbodenbewusstseins tatsächlich möglich. Von den Bewusstseinsübungen der mittleren Beckenbodenschicht her wissen wir, dass beim seitlichen Zusammenziehen der Sitzbeinhöcker auch immer die untere Beckenbodenschicht leicht angehoben wird. Die Sitzbeinhöcker aber werden bei jeder Geburt gewaltig auseinander geschoben und sind dadurch sehr genau wahrnehmbar. Wir versuchen also, die unterste Beckenbodenschicht anzuspannen und achten darauf, ob wir dies an Schamlippen und After fühlen können.

- Jetzt werden die Sitzbeinhöcker zueinander gezogen und festgehalten. Dann sind auch die Pomuskeln angespannt, das heißt, wir haben einen »Knackpopo«.

- Nun erst geben wir uns mit den Händen einen Schubs, so dass wir unser Gewicht auf die Füße verlagern und aufstehen. Der Rücken bleibt dabei gerade, der Blick ist nach vorne gerichtet. Im Beckenboden wird der »Knackpopo« gehalten, bis wir ganz aufrecht stehen.

Mit dieser »Aufsteh-Übung« haben wir gleich einen aufrechten Stand und umgehen die gerundete Haltung. Haben wir die Spannung zwischen den Sitzbeinhöckern halten können, ist uns die aufrichtende Wirkung bewusst, und wir spüren, wie gut das tut. Wenn eine Frau möchte, kann sie diese aufrechte Haltung noch ausdehnen, indem sie gleich anschließend »den Himmel hochschiebt«.

- Hierfür faltet sie die Hände flach ineinander und hebt die Arme mit den nach oben zeigenden Handflächen gestreckt über den Kopf. Sie reckt sich so ausgiebig, als ob sie die Luft mit den Händen gegen die Zimmerdecke schieben wollte. Breit ausladend kann sie die Lungen beim Hochstrecken mit Luft füllen.

- Beim Ausatmen ruhen die Hände kurz auf dem Kopf aus, bevor die Arme beim vierten oder fünften Atemzug langsam gesenkt werden.

Der Gang ist nun aufrecht, und es lässt sich gut darauf achten, dass der Beckenboden nicht absackt. Zur Krönung der »Aufsteh-Übung« kann nach dem Hochstrecken noch der »Marilyn-Monroe-Gang« folgen.

- Hierfür stellen wir uns vor, wir wären Marilyn in einem kurzen, schwarzen Lederrock, der zwei Nummern zu klein ist. Neben dem »Knackpopo« müssen wir nun auch noch die Oberschenkel eng aneinandergedrückt halten, weil der Rock so eng ist, dass wir kaum darin laufen können.

Einmal täglich durchs Zimmer stolzieren wie Marilyn Monroe über den Sunset Boulevard!

- Wir heben uns nun etwas auf die Fußspitzen und gehen mit betontem Hüftgang und stolz wiegendem Busen. Diesen Gang behalten wir für die ersten fünf bis zehn Schritte bei. Ganz perfekt wird das Ganze, wenn wir noch mit spitzen Lippen »I wanna be loved by you …« flöten!

Ist die Geburtsverletzung so schmerzhaft, dass wir nicht von der Bettkante sitzend aufstehen können, rollen wir uns seitlich aus dem Bett:

- Dabei drehen wir uns nach vorne, so dass wir über das Bett gebeugt die Füße auf den Boden stellen. Hier halten wir inne und bringen – soweit dies der Wundschmerz zulässt – Spannung in den Beckenboden, insbesondere zu den Sitzbeinhöckern.

- Erst dann stützen wir uns mit den Armen auf dem Bett ab und rollen den Rücken gerade in die Höhe. Den »Knackpopo« halten wir vorsichtig beim »Himmelhochschieben« fest und verzichten vorerst darauf, wie Marilyn zu stolzieren.

Der »Spiegel-Test«

Der »Spiegel-Test« besteht schlicht darin, dass die Frau sich ab dem zweiten Tag ihren Genitalbereich selbst ansieht, auch wenn dort Schwellungen, Blutergüsse und Wundnähte zu sehen sind. Sie kann so einen besseren Bezug zu den Wundschmerzen, aber auch zum Heilungsprozess bekommen. Sie ist dann viel aufmerksamer und gewissenhafter mit den Verhaltens- und Turnempfehlungen. Sie kann beobachten, wie sich bei der »Tick-Tack-Übung« Scheideneingang und After leicht schließen und öffnen. Sie sieht auch, wenn ihre Übungen an Kraft zunehmen.

Bei Wundheilungsstörungen ist der »Spiegel-Test« eine gute Maßnahme, um die Wunde ernst zu nehmen und sie nicht wegen Kindern und Haushalt zu vernachlässigen, sondern eventuell Hilfe zu erbitten und sie auch anzunehmen.

Die »Rüssel-Übung«

Der Milcheinschuss setzt bekanntlich etwa am dritten Tag ein. Ihm geht immer eine Schwellung der Brüste voraus. Hierbei sammelt sich Gewebswasser um die Milch bildenden Bläschen der Brustdrüse und setzt diese unter Druck. Die Frau empfindet dies besonders beim ersten Kind häufig als schmerzhaft, da die Brust prall vergrößert und die Haut spürbar gespannt ist. Der eigentliche Milcheinschuss setzt erst ein, wenn diese Gewebsflüssigkeit abnimmt.

Die »Rüssel-Übung« ist die wirksamste Übung, um den Flüssigkeitsstau schneller abklingen zu lassen. Sie wirkt oftmals so überraschend gut, dass schon zum Ende der Übung hin die Milch aus den Brüsten tropft. Sie ist bei allen Stauungszuständen der Brust, also auch bei einem Milchstau in der Stillzeit, angebracht. Manchmal ist die Übung aber auch überflüssig, weil der Milcheinschuss gar keine Probleme macht. Es ist ebenso möglich, dass die Übung schon am zweiten Tag nach der Geburt oder erst am vierten oder fünften Tag sinnvoll ist. Oft braucht sie nur ein einziges Mal ausgeführt zu werden, bei einigen Frauen mehrmals und eventuell über den einen Tag hinaus. Sie kann nie schaden und kräftigt allemal die Brustmuskeln und die Schulterpartie.

- Bei der »Rüssel-Übung« knien wir im Vierfüßlerstand. Die Hände sollten breit wie Tigertatzen aufgesetzt sein und die Knie etwa 10 bis 15 Zentimeter auseinander stehen. Wir können die Übung gut auf dem Bett ausführen, wobei wir keinen Büstenhalter tragen, sondern möglichst »oben ohne« turnen.

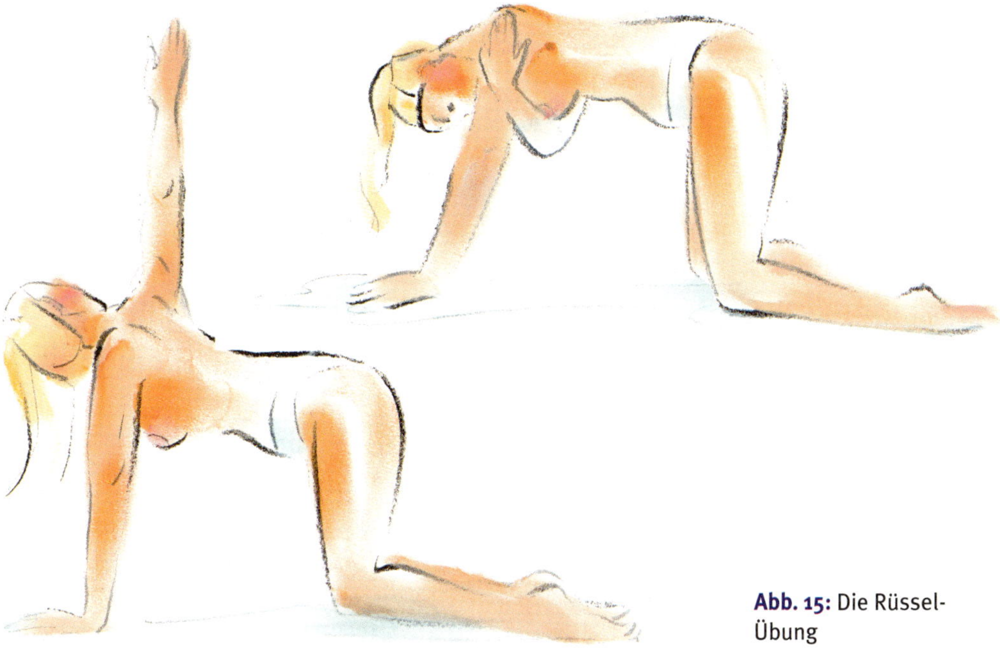

Abb. 15: Die Rüssel-Übung

• Nun schieben wir die rechte Hand unter dem linken Arm hindurch und legen sie von außen auf die linke Schulter. Der rechte Ellenbogen sollte den linken Arm berühren. Die Brüste sind hierbei leicht zusammengeschoben, aber nicht gequetscht, so dass es nicht unangenehm ist.

• Nun lösen wir die rechte Hand von der Schulter und führen sie unter dem Arm hervor. Im großen Bogen heben wir den rechten Arm weit nach oben, so hoch wir können.

• Hier halten wir wieder einen Moment inne. Die Brustdrüsen, besonders die großflächigen vor den Brustmuskeln, werden weit auseinander gedehnt. Während wir dreimal langsam ein- und ausatmen, können wir uns bewusst machen, wie wir beim Atmen die vordere Seite der Brust mit Luft füllen.

• Wir führen dann den Arm zurück und legen die Hand wieder von außen auf die linke Schulter. Hier lassen wir wieder drei Atemzüge fließen und beobachten, wie wir jetzt die Rückseite der Lunge mit Luft füllen können.

- Dreimal lassen wir den rechten Arm und anschließend den linken vor- und zurückschwingen.

Wichtig: Bei dieser Übung sollten nicht gleichzeitig Beckenboden kräftigende Übungen eingeflochten werden. Solche Beckenboden schließende Gymnastik hält den Milchfluss eher zurück. Das ist eigentlich ziemlich einleuchtend. Von den Bewusstseinsübungen her (siehe Seite 39) wissen wir, dass sich – wenn wir den Beckenboden anspannen – nicht nur der Körper schließt, sondern auch unsere Empfindungen starr werden. In der geschlossenen Körperhaltung (»Soldaten-Haltung«) kann keine Frau ihr Kind stillen, denn es würde keine Milch fließen können. Instinktiv stillen alle Mütter (auch Tiermütter) in der körperoffenen Haltung. Je lockerer dabei die Reflexpunkte des Beckenbodens sind, desto offener ist die Frau dem Kind zugewandt und desto freier fließt die Milch dem Kind entgegen. Der häufig gegebene Rat, während des Stillens die Zeit für Beckenboden stimulierende Gymnastik zu nutzen, ist vom ganzheitlichen Verständnis des Stillprozesses her absurd. Eine solche Gymnastik stört die subtile Hingabe zwischen Mutter und Kind und kann – wenn sie intensiv betrieben wird – einen verminderten Milchfluss und womöglich einen Milchstau nach sich ziehen.

Milchstau durch verspannte Schultern

Meist entwickelt sich ein Milchstau jedoch auf umgekehrtem Weg, wenn die Frau eine schmerzhaft verspannte Rücken-Schulter-Partie hat. Dies kann an einer schlechten Stillhaltung, einer schwierigen Familiensituation oder sonstigem Unwohlsein (z.B. Kopfschmerzen) liegen. Durch die konstante Schulterspannung wird der Reflexpunkt des Beckenbodens im Rücken unter Druck gesetzt, was wiederum zu einer Verspannung im Beckenboden führt. Dieses Spannungsfeld im Beckenboden verhindert auch, dass der Körper ein Hormon ausschüttet, das die Muttermilch aus den Milchdrüsen zum saugenden Baby fließen lässt. So wird die Milch in den Drüsen festgehalten und staut sich in der Brust.

Die schnellste Erleichterung bei einem Milchstau bringt daher eine warme Hand, die der Mutter während des Stillens auf die

Reflexzone zwischen den Schulterblättern gelegt wird. Die Frau sollte ihren Atemfluss in diese Hand lenken, als ob sie den Rücken um die Hand »aufblasen« wollte. Sie wird dabei von alleine die Schultern nach vorne runden und entspannen. Dieses Öffnen lässt die Milch fließen, so dass auch eine wunde Brustwarze kaum mehr belastet wird. Der leichte, warme Handdruck zwischen den Schulterblättern allein lindert sofort die Schmerzen an den Brustwarzen, was das Anlegen des Babys erleichtert.

Die »Baumstamm-Übung«

Am vierten Tag nach der Geburt kommt die »Baumstamm-Übung« zu den »Angeber-Kreisen«, der »Tick-Tack-« und der »Aufsteh-Übung« hinzu. Diese Übung wird auf dem Bett in Bauchlage geturnt und zieht eine angenehme Entspannung nach sich. Es bietet sich also an, Ruhepausen immer mit der »Baumstamm-Übung« einzuleiten.

Wir brauchen dafür dicke Kissen oder eine zusammengelegte Stepp- oder Wolldecke, die wir so unter die Hüften schieben, dass die Wirbelsäule waagerecht verläuft und die Brüste nicht gedrückt werden. Die Arme liegen oben, die Ellenbogen sind weit auseinander gezogen, so dass der Kopf auf den Händen ruht. Die Schultern sind ganz entspannt. Die Gebärmutter ist am vierten Tag meist so viel kleiner geworden, dass sie kein störendes Druckgefühl mehr auslöst.

Wöchnerinnen empfinden diese Stellung als sehr angenehm, und sie ist auch tatsächlich sehr vorteilhaft für sie. Das Becken liegt erhöht, so kann die ganze Kreuzbeingegend wunderbar entspannen. Die Oberschenkel fallen leicht ab, so dass die Frau

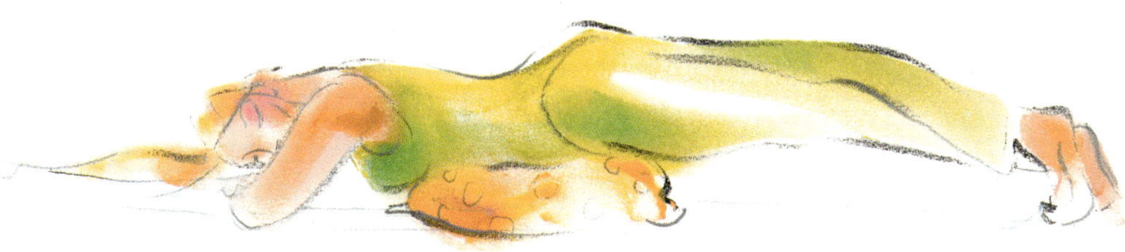

Abb. 16: Die Baumstamm-Übung

auch nicht in einer zu gestreckten, geraden Haltung liegt. Manche seufzen oft spontan vor Wohlgefühl, wenn sie diese entspannende Stellung einnehmen. Ohne die Hochlagerung würde die Lendenwirbelsäule ein Hohlkreuz bilden, und die Rückenmuskulatur bliebe angespannt.

Auch die Nieren, die in der Schwangerschaft unter besonderem Leistungsdruck standen, können sich durch die Hochlagerung und entspannte Rückenmuskulatur erholen. Frauen schlafen in dieser Stellung überraschend schnell und tief ein. Deshalb ist es wichtig, dass eine leichte Decke über den Nieren liegt, denn besonders im Schlaf kann ein etwas verschwitztes Hemd den frei liegenden Rücken stark abkühlen.

Die Baumstamm-Übung eignet sich auch bei stark geschwollenen Brüsten.

Da die Brüste leicht hängend auf der Unterlage aufkommen, hat diese Stellung auch bei stark geschwollenen Brüsten ihren Wert. Durch die allgemeine Entspannung und die Hilfe der Schwerkraft lockert sich ein meist im hinteren Teil der Brust sitzender Gewebsflüssigkeits- und Milchstau.

- Für die Übung selbst schlagen wir die Beine übereinander und stemmen die Zehen des unteren Fußes stützend in die Unterlage. Dann pressen wir die verschränkten Beine von unten nach oben so fest aneinander, dass aus unseren beiden Beinen gefühlsmäßig ein Baumstamm entsteht. Unser Oberkörper bleibt möglichst locker, und so halten wir diese Spannung zehn Atemzüge lang an.

- Dann lassen wir die Beine locker und legen sie wieder entspannt nebeneinander auf. Es ist durchaus möglich, mit fünf bis sechs Atemzügen zu beginnen und diese in den nächsten Tagen auf zehn zu steigern. Beim Lockerlassen können wir einen angenehmen Entspannungseffekt im Becken wahrnehmen. Jetzt dürfen wir auch weich sein und wie ein reifer Camembert genießerisch »zerfließen«.

Diese Übung hat mehrere Vorzüge. Sie spannt die Beckenbodenmuskeln in allen Schichten an und lenkt die Kraft mehr zum hinteren Teil, zu After und Kreuzbein hin. Dadurch wird die Hebefunktion unterstützt und die Scheide leicht in die nach hinten laufende, normale Bahn gelenkt. Das wiederum lässt die Gebärmutter nach vorne fallen. Die Übung bringt deshalb oft auch verhaltenen Wochenfluss zum Abfließen. Sie bezieht die Rücken- und Bauchmuskeln mit ein, kann aber keinen Bauchraumdruck nach unten ausüben, weil sich das Hauptaugenmerk auf den Beckenboden richtet.

Bauchmuskeln nur über den Beckenboden trainieren!

Natürlich ist es wichtig, auch die Bauchmuskeln mitzubenutzen und zu kräftigen. Dies sollte aber immer über den Beckenboden geschehen. Es ist ein Irrglaube, dass ein kräftiger Rücken hauptsächlich durch kräftige Bauchmuskeln zu erreichen sei. Der Beckenboden ist die muskulöse Verbindung zwischen Scham- und Kreuzbein. Die innerste Beckenbodenschicht benutzt die Übergangspunkte zu Bauchmuskeln und Rücken. Ein gesunder Beckenboden lässt also immer den Rücken und die Bauchmuskeln mitarbeiten. Die kräftigende Gymnastik hat demnach ihr Fundament im Beckenboden. Diese Erkenntnis wird sich hoffentlich auch auf andere Trainingsgebiete ausdehnen, denn Beckenbodenprobleme sind bei früheren Leistungssportlerinnen und eifrigen Besucherinnen von Fitness-Center keine Seltenheit.

Die »Baumstamm-Übung« kann unserer Leistungsfähigkeit entsprechend aufgebaut werden. Fällt uns das Anhalten der Spannung über zehn Atemzüge leicht, können wir am nächsten Tag die Übung verstärken.

- Wir bereiten wie üblich die Übung vor und drücken die übereinander geschlagenen Beine fest zusammen.

- Bei unserem ersten Atemzug saugen wir den Beckenboden gezielt in uns hinein und halten ihn dort auch während des Ausatmens fest. Diese erhöhte Beckenbodenspannung lassen wir während der restlichen neun Atemzüge noch bestehen, bevor alle Spannung herauslaufen darf.

- Frühestens einen Tag später dürfen wir den Beckenboden bei den ersten zwei Atemzügen jeweils bei der Einatmung ein wenig höhersaugen und diese Spannung während der folgenden acht Atemzüge anhalten. Dies ist natürlich so weit steigerungsmöglich, dass wir den Beckenboden bei der Einatmung über alle zehn Atemzüge höher in uns hineinsaugen. Die Schwierigkeit besteht darin, diese Kraft bei der Ausatmung nicht loszulassen, da das Ausatmen immer einen entspannenden Effekt hat. Solche Steigerung ist aber nicht unbedingt nötig.

Alle Übungen sollen uns ein gutes Gefühl vermitteln und nicht mit brennendem Ehrgeiz ausgeführt werden. Wir sollten uns danach aktiviert und gekräftigt fühlen. Übungen, nach denen wir erschöpft sind oder die wir nur unter Schmerzen absolvieren können, sind (noch) ungeeignet.

Wenn die »Aufsteh-« und die »Baumstamm-Übung« konsequent geturnt werden und dies täglich mehrere Male, stimuliert das Beckenboden-, Bauch- und Rückenmuskulatur immer wieder. Bekommt die Frau noch Hinweise für die richtige Körperhaltung beim Tragen des Kindes, Heben von Wäschekörben, Schieben des Kinderwagens usw. (siehe Seite 153), so ist dies für die ersten Wochen nach der Geburt absolut ausreichend. Die Übungen werden Teil des Tagesablaufs, und viele Frauen behalten von der »Aufsteh-Übung« einiges so reflexartig in sich, dass sie diesen positiven Bewegungsablauf in ihr Leben integrieren.

Der »zackige Bauchtanz«

Ab und zu wünschen sich junge Mütter eine zusätzliche, flotte Gymnastik, die nach Musik geturnt werden kann. Dann ist der »zackige Bauchtanz« angebracht. Er regt die Durchblutung im Becken stark an und ist für aktive Frauen ab dem siebten Wochenbett-Tag und auch bei einem Wochenfluss-Stau wirkungsvoll.

Bauchtanz ist nicht für alle Frauen unbedingt empfehlenswert. Er enthält zwar Beckenboden kräftigende Elemente, aber auch viele Bewegungen, die mit festen, die Fersen betonenden Tanzschritten becken- und generell körperöffnend sind. Für Frauen, die mit dieser Art von Tanz seit vielen Jahren vertraut sind oder die von sich aus einen kräftigen Beckenboden besitzen, ist so eine Bewegungsfolge jedoch nicht Beckenboden schwächend, sondern im Gegenteil allgemein stimulierend. Ungeübte Frauen sollten aber unbedingt davon absehen, wenn ihr Baby noch keine drei Monate alt ist oder wenn sie wissen, dass ihr Beckenboden eher schwach ist. Sie würden bei allen sehr körperöff-

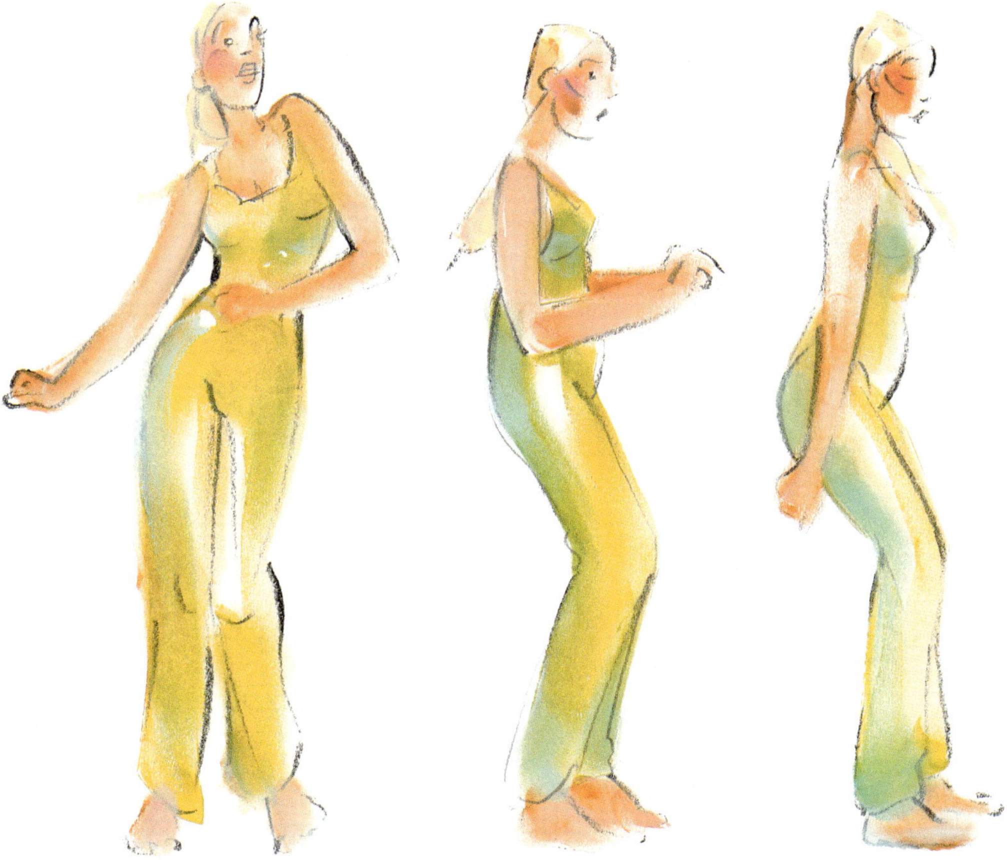

Abb. 17: Der zackige Bauchtanz

nenden Bewegungen nicht genügend Beckenbodenkraft dagegensetzen können und ihn stattdessen lockerlassen.

Der »zackige Bauchtanz« hat im Grunde wenig mit dem orientalischen Bauchtanz zu tun. Die kreisende Grundbewegung ist einfach in kurze, straffende Anspannungspunkte aufgeteilt.

- Wir stehen auf einem festen Boden, die Füße etwa zwei Handbreit auseinander. Beim herkömmlichen Bauchtanz würden wir als eine der Grundbewegungen die Hüften mit weichen Knien um die Füße kreisen lassen, wobei die Schultern ruhig zentriert über den Füßen bleiben. Dabei wird klar, dass der Körper weich gerundet und offen ist, wenn die Hüfte von der Seite kommend vor die Füße kreist.

- Um dieses Öffnen zu vermeiden, spannen wir den Beckenboden in alle vier Richtungen kraftvoll an. Als erstes nehmen wir alle Kraft und ballen sie um den linken Sitzbeinhöcker. Gleichzeitig ziehen wir die Hüfte etwas nach links. Unsere Hände haben wir kurz zu Fäusten geschlossen und beide vom Handgelenk aus nach links einknicken lassen. Nach kurzer Beckenboden- und Faustspannung lassen wir alles ebenso schnell wieder locker und stehen erneut zentriert.

- Nun lenken wir alle Kraft des Beckenbodens zu After und Kreuzbein hin. Ohne ein Hohlkreuz zu machen, lassen wir den »Spitzpopo« hinter die Füße ragen. Unsere Fäuste haben – nach hinten eingeschlagen – die Anspannung unterstützt. Wieder lassen wir nach kurzem, intensivem Kraftaufbau absolut locker und stehen in der Mitte.

- Nun folgt in gleicher Weise die rechte Seite.

- Zum Schluss schlagen wir den Beckenboden scharf und kräftig nach vorne ein, als ob wir die Beckenbodenmuskeln bis zum Bauchnabel hochziehen wollten und bringen das Becken dabei vor die Füße. Die Fäuste haben wir in gleicher Richtung eingeschlagen und wie zuvor lockern wir uns nach der kurzen, kraftvollen Anspannung und sind wieder in der mittleren Ausgangsstellung.

Eine An- und Entspannung dauert nur ca. eine Sekunde. Der »zackige Bauchtanz« kann deshalb zu allen Vier-Viertel-Takten geturnt und dem jeweiligen Rhythmus angepasst werden. Es ist ratsam, eher langsam zu beginnen, damit wir jede Anspannungsrichtung und auch das Entspannen bewusst beobachten können.

Rückbildungsgymnastik im ersten Vierteljahr nach der Geburt

In den ersten drei Monaten nach der Geburt erleben Mutter und Kind eine körperliche und seelische Abhängigkeit, wie wir sie in dieser Intensität mit sonst keinem anderen Menschen erleben können. Dabei liegt die Verantwortung für diese Totalpartnerschaft einseitig bei der Mutter. Obwohl wir heute zumeist in Kleinfamilien leben und weder die Geburt noch die Tiefe dieser Beziehung bei anderen Familienmitgliedern vorher miterleben konnten, zeigen die meisten Frauen auch heute noch einen ungebrochenen Urinstinkt in dieser umfassenden Fürsorge für das Baby, der bis zur Selbstaufgabe führen kann.

Das Zwischenstadium der ersten drei Monate

Das Ausmaß der körperlich-seelischen Öffnung bei der Geburt hat einen starken Nachhall, der es ihnen ermöglicht, sich in allen umsorgenden Tätigkeiten dem Kind ganz hinzugeben. Die Signale, die das Baby durch Grimassen, Körperbewegungen und Laute aussendet, dominieren Denken und Handeln der Mutter. Führt sie beispielsweise ein höchst interessantes Gespräch und nimmt dabei das schmatzende Suchgeräusch des Säuglings wahr, sind mit einem Schlag Inhalt und Zusammenhang der Unterhaltung ausgelöscht, und der Gesprächspartner wird völlig unwichtig. Was zählt, ist nur noch das Baby. Bevor dessen Bedürfnisse nicht gestillt sind, kann sich die Mutter auf kein anderes Thema voll konzentrieren.

Die ersten drei Monate nach der Geburt ungestört genießen – diese Einheit mit dem Baby kommt nie wieder!

Ihr Körper reagiert in genau der gleichen Weise. Wenn sie mitten in einem straffenden Turnprogramm Beckenboden, Bauch und Rücken kräftig festhält und dabei merkt, dass ihr Baby wach wird, fällt jede Anspannung sofort von ihr ab, und die Übung »verpufft«. Der Lebenshorizont scheint auf die Belange des Kindes eingeengt, und besonders beim ersten Kind fällt es vielen Müttern sehr schwer, diese kurze, intensive Phase als solche zu erkennen und sich entspannt auf sie einzulassen.

Die ersten drei Monate sind ein Zwischenstadium zwischen körperlich-seelischer Einheit in der Schwangerschaft und individuellem Sein. Erst mit dem Alter von neun bis zwölf Wochen sind im Gehirn des Babys verbindende Nervenstränge gewachsen, die es ihm ermöglichen, Zusammenhänge zu erkennen. So kann ein Neugeborenes nur aus dem Empfinden heraus weinen, es fühlt Hunger, Kälte, Bauchweh, Nässe oder Einsamkeit. Es weint noch nicht, weil es damit etwas bezwecken möchte. In dieser Zeit kann ein Kind deshalb auch nicht verwöhnt werden.

Wir können es nur in seinem Selbstverständnis und Selbstbewusstsein stärken, indem wir immer und mit eindeutiger Zuwendung auf seine Signale reagieren.

Die »Totalpartnerschaft« geht zu Ende

Dass diese Zwischenphase ausklingt, erlebt die Mutter z. B. daran, dass ihr Kind schon anfängt zu weinen, wenn sie gerade eben Anstalten macht, es ins Körbchen zu legen, weil es dies mit seinem Weinen verhindern will. Zuvor hat es sich immer ohne Mucks hinlegen lassen. Erst nach einer gewissen Zeitspanne hat es aus einem dann empfundenen Einsamkeitsgefühl heraus angefangen zu weinen. Oder es lässt beim Stillen plötzlich die Brustwarze los, weil jemand den Raum betritt, und schaut, wer da kommt. Vorher gab es nichts Wichtigeres als die Brust, jetzt beginnt es, seine Umgebung intensiver und bewusster wahrzunehmen.

Alle Eltern spüren diese Veränderung. Tatsächlich hat das Kind durch diesen Entwicklungsschritt eine kleine Eigenständigkeit erreicht und sich somit einen allerersten, winzigen Schritt von uns gelöst. Solche Signale zeigen, dass die körperlich-seelische Totalpartnerschaft zu Ende geht. Von da an entwickelt sich das Kind nur noch »von der Mutter weg«, sanft und oft unmerklich, aber unaufhaltsam. Wie tröstlich, dass die Natur uns und den Neugeborenen diese unwiederbringliche Übergangsphase zugesteht!

Bei allen mit der Natur noch dichter verbunden lebenden Menschen wird diese Zeit durch Fürsorge, aber auch durch Riten und Tabus geschützt. Alle bezwecken letztendlich eine ruhige, sichere und ungestörte Atmosphäre und verhindern jegliche Trennung von Mutter und Kind. Auch wir wissen, dass dies eigentlich alle Mütter und Neugeborenen sich so wünschen. In der Realität passt dies jedoch keineswegs in unsere heutigen Lebenssituationen. So fühlen sich Mütter in dieser empfindsamen Phase oft mit sich selbst nicht wohl und möchten so schnell wie möglich die Frau sein, die sie meinen, sein zu müssen: Eine Frau, die Haushalt und Baby mit Leichtigkeit bewältigt und dabei gesund, ausgeruht und liebenswürdig erscheint.

So scheint es nur folgerichtig, dass mitten in diese Zeit die Empfehlung fällt, an einem Rückbildungskurs teilzunehmen. Dies wird in Illustrierten und den meisten Büchern, die es zu diesem Thema gibt, so betont empfohlen, dass die Frauen sich regelrecht verpflichtet fühlen, einen solchen Kurs zu besuchen, auch wenn ihr Gefühl ihnen eigentlich etwas anderes signalisiert. Oft erscheint ihnen dieser Kursus sogar erheblich wichtiger als eine Geburtsvorbereitung.

In diesen Büchern steht ja auch meistens, dass der Körper sechs bis acht Wochen nach der Geburt wieder so zurückgebildet sein sollte, wie er vor der Schwangerschaft war. Das trifft allenfalls für die Größe der Gebärmutter zu, nicht jedoch für die Größe des Scheidenausgangs, die Beschaffenheit des Beckenbodens und ebenso wenig für Rücken- und Bauchmuskeln. Die Frau hat auch oft noch kleine Fettpölsterchen, die ihrer kritischen Eigeneinschätzung einen zusätzlichen negativen Anstrich verpassen. So ist es traurig, aber wahr, dass Frauen in einer Phase, in der sie von Natur aus noch absolut geöffnet sind, ernsthaft und mit beflissenem Eifer Kurse besuchen, die sie straffen und schließen sollen, damit sie wieder »wie früher« aussehen und sich auch so fühlen.

Rückbildungskurse ohne Baby sollten erst ab dem vierten Monat nach der Geburt belegt werden. Mit Baby sind sie schon nach sechs Wochen empfehlenswert.

Vater und Baby allein zu Haus

Die meisten dieser Kurse werden für Mütter alleine angeboten. Sie finden gewöhnlich abends statt, damit der Vater das Baby versorgen kann. Babys haben in den ersten drei Monaten jedoch überwiegend folgenden Rhythmus: Vormittags schlafen sie meistens, die Stillzeiten sind weit auseinander gezogen. Am Nachmittag sind sie wacher und trinken kürzer und häufiger an der Brust. Abends sind sie dann länger wach, brauchen Ansprache und Bewegung und immer wieder etwas zu trinken, bis sie irgendwann zwischen 20 und 22 Uhr gut und fest einschlafen. Der Besuch eines solchen Kurses bedeutet also zum einen die Schwierigkeit, zu einer bestimmten Zeit wegzukommen.

Zum anderen ist die Zeit, in der die Mutter ihr Baby allein lassen muss, zu lang. Sie beträgt durchschnittlich zwei bis zweieinhalb Stunden, wenn der Kursus eine Stunde dauert und An- und Abfahrt mit eingerechnet werden. Ein voll gestilltes Kind wird in dieser Zeit wahrscheinlich mindestens einmal nach der Mutterbrust verlangen. Es ist vorprogrammiert, dass selbst der willigste und geduldigste Vater undankbares, wütendes Geschrei erntet, wenn er seinem Kind mit Gummisauger und Tee oder abgepumpter Milch ein Angebot macht. Wenn die Mutter endlich nach Hause kommt, sind alle erschöpft. Die Mutter vom Hin- und Herfahren und Turnen (wobei sie immer voller Unruhe an Kind und Mann denken musste), der Vater, weil er nur Undank und Ablehnung erfahren hat, und das Baby, weil es so lange schreien musste, ohne sein dringendstes Bedürfnis befriedigt zu bekommen. Es wird bis in den nächsten Tag hinein noch unruhig sein.

Körper straffende = Körper schließende Übungen

Zu frühe und falsche Rückbildungsgymnastik stört das Stillen.

Zudem zielt das Gymnastikprogramm dieser Kurse in erster Linie darauf, die Bauchmuskeln zu straffen. Natürlich werden auch Rücken und Schultern kräftigende Übungen eingeflochten, und immer ertönt dabei das Kommando: »Beckenboden anspannen!« Ein Bewusstsein für den Beckenboden wird jedoch selten vermittelt, und so ist ungewiss, was die Frau neben Oberschenkeln und Gesäßmuskeln tatsächlich anspannt.

Ganz davon abgesehen ist es aber in diesen Monaten von grundsätzlicher Bedeutung, dass die Frau körperoffen ist, sonst würden Muttermilch und Emotionen zurückgehalten werden. Frauen, die übereifrig und eisern ihre täglichen Turnübungen absolvieren, werden höchstwahrscheinlich Schwierigkeiten beim Stillen bekommen. Diese Übungen stören also die wichtige Totalpartnerschaft zwischen Mutter und Kind. Zum Glück ist es gewöhnlich so, dass die Frau – sobald sie wieder zu Hause angekommen ist – ihr Kind in die Arme nimmt und aus instinktivem Reflex alles wieder öffnet. Die Bauchmuskeln exzessiv kräftigenden Übungen wirken überdies in den ganzen ersten drei Monaten Beckenboden belastend.

Also: Den Körper straffende sind Körper schließende Übungen. Sie haben in dieser Zeit nur eine geringe Wirkung und stören die sowieso sehr kurze Zeit der Totalpartnerschaft zwischen Mutter und Kind.

Empfehlenswert: Rückbildungskurse mit Baby

Zu empfehlen sind jedoch Rückbildungskurse mit Baby, bei denen man auch mal fehlen darf, wenn die Nacht zuvor unruhig war. Die Gruppen sollten nicht zu groß sein, denn wenn mehr als acht Frauen mit Babys teilnehmen, sind sicher mehr als zwei Mütter mit älteren Kindern dabei. Es entsteht dann eine zwar sehr nette und meist recht heitere Unruhe, die aber gemeinsame Bewegungsmöglichkeiten einschränkt und für die Babys oft zu viel Hektik und Stress bedeutet. Aber auch bei solchen Gruppen ist es nicht immer leicht, mit Baby zu einer bestimmten Zeit zu erscheinen. Die meisten finden jedoch vor- oder nachmittags statt, und da die Trennung entfällt, wird der Besuch zum gemeinsamen Erlebnis.

In diesen Gruppen, die überwiegend von Hebammen angeboten werden, sollte das richtige Tragen des Babys, die Beckenboden und Rücken schützende Haltung beim Wickeln, Schieben des Kinderwagens und bei den täglichen Hausarbeiten besprochen und gezeigt werden (siehe Seite 153). Außerdem geht es um gute Stillpositionen und Probleme beim Anlegen, Aufstoßen oder bei anderen alltäglichen Verrichtungen mit dem Kind.

Ein Rückbildungskurs beinhaltet in aller Regel zehn Treffen in wöchentlichen Abständen. Während der Teilnahme »wachsen« alle Mütter und Babys aus der so intensiven Phase der Totalpartnerschaft heraus. In den letzten Kurswochen sollte sich das Turnprogramm dieser Entwicklung anpassen.

Veränderungen

Die Veränderungen im Verhalten des Kindes sollten bei der Mutter auch zu einer veränderten Eigenwahrnehmung führen. Instinktiv spüren Frauen, dass sie in dem Maße, in dem sich das Kind von ihnen löst, ihren eigenen Interessenhorizont wieder erweitern. Sie erfahren, dass die Mutterschaft sie nicht geistig eingeengt, sondern bereichert hat und weiter bereichern wird. Einige Mütter verharren jedoch in der Totalöffnung der ersten drei Monate. Es scheint, als ob sie so sehr in ihrer Mutterrolle aufgehen (oder sich in ihr verstecken?), dass sie sich nur noch als aufopfernde, hingebende, ewig umsorgende Frau und Mutter sehen können. Eine solche Frau läuft Gefahr, ihr gesundes Gleichgewicht zu verlieren – nicht nur in Bezug auf ihren Beckenboden, sondern auch in ihrer Eigenschaft als Partnerin und Mutter.

So sind in den letzten Wochen des Kurses besonders Gespräche und Übungen wichtig, die uns wieder zu den Wurzeln unseres Ichs zurückführen und uns zeigen, wie wir auch in den kommenden Monaten unseren Beckenboden schützen und langsam kräftigen können. Auf dieser Basis können wir den wechselnden Anforderungen unseres Lebens begegnen. Hierfür eignen sich auch die Übungen der ersten und zweiten Übungsstunde des aufbauenden Beckenbodentrainings (siehe Seite 173 und 177), die sich jedoch auf mindestens vier Treffen verteilen sollten.

Erfahrungsaustausch mit anderen Müttern stärkt und beruhigt.

Mütter haben in dieser Lebensphase vor allem Ruhe und Entspannung nötig; das kommt in unseren Kleinfamilien meist zu kurz. Deshalb ist es wünschenswert, dass in Rückbildungskursen auch Entspannungsübungen stattfinden und dass dem Erfahrungsaustausch genügend Raum gegeben wird, um Stress und Einsamkeitsgefühle, die viele Mütter in dieser Zeit erfahren, abzubauen. Es tut einfach gut zu wissen, dass Unsicherheit, Angst, Wut und Auflehnung Gefühle sind, die alle Mütter in dieser Phase durchleben. Diese Empfindungen können so übermächtig erscheinen, dass sich eine Frau ihrer Lebenssituation nicht mehr gewachsen fühlt. Gemeinsam mit anderen kann sie dann besprechen, was sie verändern könnte, oder sie merkt, dass sie mit ihren Problemen nicht allein ist, was oft schon genügt, um das Leben und die Gemeinsamkeit mit dem Baby wieder positiv zu sehen. Außerdem lernen die Mütter bei solchen Treffen, sich selbst im Tagesablauf eine Erholungspause zu gönnen und dabei kein schlechtes Gewissen zu haben.

Entspannen Sie sich!

Es gibt viele effektive Methoden, um sich zu entspannen. Eine der einfachsten und oft wirksamsten Atemübungen ist das Gähnen.

Bitte kräftig gähnen!

Von einem wirklich befreienden Gähnen ist bei uns häufig nur ein verspanntes Öffnen des Unterkiefers mit leicht geblähten Nasenflügeln übrig geblieben – denn Gähnen ist ja unschicklich. Um es neu zu lernen, sollten wir einen Hund oder eine Katze beobachten, beide führen es uns perfekt vor. Als erstes öffnen sie das Maul. Dabei schieben sie die Zunge etwas vor, um so den Rachenraum bis zum Schlund weit zu stellen. Das Einatmen erfolgt in großen und kleineren Schüben und ist etwas in die Länge gezogen. Wir können bei diesen Tieren gut beobachten, wie sich ihr Brustkorb weitet, denn sie strecken die Vorderläufe auf dem Boden vor, als ob sie für all die frische Luft noch mehr Platz schaffen wollten. Wenn sie zur Ausatmung übergehen, wird die Wirbelsäule bis in den Schwanz hinein wellig riffelnd gestreckt, wobei sie die Hinterläufe kräftig in den Boden stemmen. Besonders Hunde lassen dabei genussvolle, grunzende Laute hören.

Dieses wohlige Gähnen der Tiere können wir – am besten auf einer Matte oder weichen Unterlage auf dem Boden liegend – kopieren. Beim Ausatmen müssen wir »nudeln«, indem wir es in die Länge ziehen und dabei beobachten, wie es sich welligdrehend den Körper hinunter bis in die Füße verselbständigt. Das Bedürfnis, dabei »Laut zu geben« und darin unser momentanes Empfinden auszudrücken, braucht etwas Mut, tut aber unendlich gut. Mit so einem herzhaften Gähnen lässt sich eine Entspannungspause ebenso gut beginnen wie beenden.

Die beobachtete Entspannungsatmung

Eine andere gute Methode ist die beobachtete Entspannungsatmung. Dabei liegen wir bequem auf einer Matte oder weichen Unterlage auf dem Boden und beobachten, wie unser Körper den Atem fließen lässt. Unser ganzes Leben führt er diese, meist unbewusst ablaufende Funktion aus. Beim Einatmen saugt er die Luft, die uns umgibt, durch Nase, Rachen, Luftröhre und Bronchien in die Lunge mit ihren Tausenden von Lungenbläschen hinein. Dafür sind viele, teilweise recht komplizierte Arbeitsgänge nötig, z.B. weiten sich die Rippen und dehnt sich das Zwerchfell nach unten. Beim Ausatmen muss der Körper jedoch gar nichts tun. Er kann, wenn er möchte, den Atemfluss zum Singen, Pusten, Pfeifen oder Sprechen benutzen oder er lässt das elastische Lungengewebe einfach »zusammenfallen«. Die Luft gleitet dadurch zuerst zügig, dann weicher heraus, bis die Einatmung zuverlässig erneut beginnt.

Bei dieser »beobachteten Atmung« begleiten wir insbesondere das Einatmen. Die einfließende Luft macht sich breit, es ist, als weiche der Körper vor ihr innerlich zurück. Nichts soll den Atemfluss behindern oder einengen, er darf überall hin und unseren ganzen Rumpf ausfüllen. Unser Körper empfängt die Luft wie einen willkommenen Gast, er bietet sich ihr dar und lässt sie in sich hinein. Atemrhythmus und -tiefe sollten dabei unbeeinflusst bleiben. Wir fühlen die Luft bis in unsere Arme und Beine gleiten, und oft fallen wir dabei in leichten Schlaf.

Negatives und Störendes lässt sich wegatmen.

In dieser entspannten Lage lassen wir die Gedanken einfach laufen, wie sie kommen, sortieren jedoch alles Unangenehme heraus und atmen es beim Ausatmen von uns weg. In schwierigen Lebenssituationen hilft uns das, die positiven Seiten wieder bewusster wahrzunehmen und die Dominanz des Negativen, Störenden zu brechen.

Angepasste Gymnastik ist erwünscht

Bei den Rückbildungstreffen mit Baby soll auch Gymnastik gemacht werden – aber eine, die der engen Beziehung zwischen Müttern und Babys Rechnung trägt. Die Babys können z. B. in die Mitte des Raumes gelegt werden, während die Mütter sich im Kreis drum herum gruppieren. Größere Geschwisterkinder gesellen sich gern zu den Müttern und machen mit. Die Gymnastik sollte allgemein stimulierend und nicht erschöpfend wirken. Sie sollte eine harmonische Ganzkörperbewegung unterstützen und sich nicht auf einige wenige Muskelgruppen konzentrieren. Stillende Mütter und Frauen mit sehr weichem Beckenboden haben oft starke Verspannungen im Schulterbereich. Es scheint, als ob der Oberkörper versuche festzuhalten, was der Unterkörper nicht tragen kann.

Von den nachfolgend genannten Übungen darf an einem Treffen nur eine Auswahl geturnt werden, sonst wäre es viel zu anstrengend. Nicht die Zahl der Übungen ist wichtig, sondern die

Art und Weise, wie sie absolviert werden – mit Freude und dem nötigen Verständnis für die jeweiligen Körperbereiche.

Gymnastische Bewegungsabläufe zu flotter Musik Sie sind ein schöner Einstieg: Wir gehen im Kreis und stellen uns vor, über spitze Steine zu gehen, die bei jedem Schritt von unten in die Fußsohlen pieksen. Danach laufen wir durch weichen Sand, der im Sommer kühl und im Winter warm sein darf. Wir gehen über harten Asphalt oder ein Stoppelfeld, einen frisch gepflügten Acker oder versacken in muffigem Matsch. Wir waten durch einen eiskalten Bach oder erfrischen die Füße in einer Wiese voller Morgentau. Zum Schluss tanzen wir nach eigenem Bedürfnis fröhlich durch eine Blumenwiese.

Wippen in gerader Körperhaltung Dabei stehen wir im Kreis, die Arme halten wir in Schulterhöhe ausgestreckt. Wenn wir die Knie beugen, bleibt der Körper von den Knien bis zu den Schultern in einer Linie. Verharren wir in dieser Stellung, muss der innerste Hauptmuskel seiner Aufgabe, das Gleichgewicht im Körper zu halten, nachkommen. Da dieser innerste Hauptmuskel über die anderen Muskelschichten dominiert, fühlen wir, dass auch die Sitzbeinhöcker zueinander gezogen sowie U- und Afterschließmuskel ebenso mit angespannt sind. Wir können dieses Spannungsfeld im Beckenboden noch verstärken, wenn wir jetzt das zentrale Haltekreuz (siehe Seite 28) in uns hochziehen. Die Muskelarbeit wird dadurch auch besser wahrnehmbar. Richten wir uns wieder gerade auf, schwindet die Spannung im Beckenboden. Ganz langsam wechseln wir nun von der Wippstellung zum aufrechten Stand und verstärken jedes Mal die beim Wippen einsetzende Spannung im Beckenboden durch den Zug am zentralen Haltekreuz.

Erst wenn diese Beckenbodenarbeit im langsamen Rhythmus gut nachvollziehbar geturnt werden kann, wippen wir in schnellerer Abfolge. Die Hände ballen wir beim Wipp zur Faust, beim Aufrichten spreizen wir die Finger weit auseinander. Nun halten wir die Arme in Schulterhöhe nach vorne gestreckt und drehen die Hände während des Wippens kräftig gegeneinander, als ob wir nasse Handtücher auswringen müssten. Trotz der Ablenkung gelingt es uns, die Beckenbodenarbeit nicht zu vernachlässigen.

Streckgriff in die Höhe Dabei strecken wir abwechselnd den rechten und den linken Arm nach oben und jeweils das Bein der Gegenseite nach hinten. In dieser diagonalen Stellung lässt sich der hintere Beckenboden besonders gut anspannen und hochziehen. Vom Gefühl her stellen wir uns vor, dass wir den fest zusammengeschnürten Afterschließmuskel an der Innenseite des Kreuzbeines hochziehen. Dadurch aktivieren wir besonders die Spannkraft des inneren Hauptmuskels zum Kreuzbein hin.

Brust-Wipper Dabei stehen wir leicht gegrätscht, verschränken die Arme in Schulterhöhe, pressen die Hände von innen an die Oberarme und verstärken und lösen den Druck 10- bis 20-mal. Dabei beobachten wir, wie die Brüste von den Brustmuskeln »gewippt« werden.

Starke Verspannungen im Schulterbereich werden gelockert.

Große Ellenbogenkreise Sie lockern fest sitzende Verspannungen im Schulterbereich und lassen alle Muskeln des Brustkorbs harmonisch miteinander arbeiten. Besonders stillende Frauen, aber generell alle mit einer Schwäche im Beckenboden, profitieren davon, weil gerade diese den Schulterbereich oft stark anspannen.

Wir legen unsere Hände auf die Schultern, die Arme werden seitlich in Schulterhöhe gehalten. Nun lassen wir die Ellenbogen sinken und legen sie seitlich ganz an den Körper an, um sie dann an der Brust entlang nach oben zu führen, bis sie sich vor der Brust treffen. Wir lassen sie fest aneinander gelegt hochwandern bis zur Nasenspitze und öffnen sie dann, um sie so weit wie möglich nach außen zu führen, bis sie wieder ganz zur Seite zeigen. Die Hände bleiben während der ganzen Übung auf den Schultern liegen und bewegen sich nur etwas im Kreis mit. Die Ellenbogen werden immer von unten nach oben an der Brust entlanggeführt. Andersherum würde es den empfindlichen Stillbusen unangenehm drücken.

Streck und Einschlag. Für diese Übung stehen wir in Schrittstellung, das Gewicht liegt auf dem rechten vorderen Fuß. Der rechte Arm zeigt gestreckt nach oben, wir schauen zur Decke und versuchen, uns so hoch wie möglich zu recken. Wie beim Streckgriff in die Höhe betonen wir hier die Arbeit im hinteren

Bereich des Beckenbodens und saugen den zusammengeschnürten Afterschließmuskel an der Innenseite des Kreuzbeines in uns hoch. Jetzt holen wir den linken Fuß zum rechten vor und lassen den rechten Arm sinken. Der Beckenboden zieht nun das Becken nach vorne. Wir runden uns ganz leicht, als ob das Schambein sich dem Bauchnabel nähert. Im Beckenboden betonen wir die Arbeit mit dem zentralen Haltekreuz (siehe Seite 28). Wir ziehen diesen Muskelkreuzpunkt an der Innenseite des Schambeines in uns hoch und beobachten, wie auch der U-Muskel unter den Schamlippen mit hochgezogen wird. Unsere Hände haben wir zu Fäusten geballt und nach vorne geholt, als ob wir ein festes Seil kräftig zu uns heranziehen wollen. Die Knie sind dabei leicht gebeugt. Nun treten wir wieder in die Schrittstellung, indem wir den rechten Fuß hinten absetzen. Das Gewicht ruht ganz auf dem linken Bein, nach oben gestreckt ist jetzt der linke Arm.

Diese Übung muss anfangs sehr langsam ausgeführt werden, damit der Bewegungsablauf stimmt und wir verinnerlichen können, dass der Beckenboden in der aufgerichteten Stellung immer nach hinten, in der leicht gerundeten Haltung jedoch nach innen und vorne hochgezogen wird. Später kann das Tempo anziehen, aber nur in dem Maße, wie die Beckenbodenarbeit bewusst im Wechsel nach hinten und nach vorne nachvollzogen werden kann.

Langstrich Für diese Übung stehen die Füße hüftbreit auseinander, die Arme sind so hoch wie möglich über den Kopf gestreckt. Wir lassen die gestreckten Arme nach vorne herunterschwingen und drehen dabei die Hüfte etwas nach rechts, die Hände zeigen jedoch gerade nach unten zu den Zehen, auch die Schultern bleiben gerade. Die Beckenbodenspannung am zentralen Haltekreuz haben wir jetzt so in uns hochgezogen, dass das Becken trotz der Rechtsdrehung leicht nach vorne eingeschlagen ist. Die Knie sind leicht gebeugt. Nun führen wir die Arme wieder nach oben und strecken den Körper, so dass er ganz gerade ist. Danach schwingen die Arme wieder herunter, die Hüfte dreht sich etwas nach links, und wir wiederholen das Ganze auf dieser Seite.

Diese Übung schult die Selbstbeobachtung. Es ist schwer, die Fingerspitzen nur zu den Zehen zeigen zu lassen, obwohl das Becken zu einer Seite gedreht ist. Da die Schultern über den Füßen bleiben, sind wir jederzeit aufrecht. Das kräftigt auch den Rücken und die Bauchmuskeln.

Als Bodengymnastik eignen sich neben den Angeber-Kreisen (siehe Seite 93) noch folgende Übungen:

Der seitliche Rumpfstrecker Wir liegen auf dem Rücken und stellen den rechten Fuß in Höhe des linken Knies auf, der rechte Arm ist über dem Kopf abgelegt. Nun wird das angehockte Knie über das liegende Bein hinübergerollt. Dabei lösen sich Hüfte und Fuß vom Boden. Wir versuchen, mit dem Knie den Boden zu berühren, was aber nicht unbedingt sein muss. Die rechte Schulter sollte dabei liegen bleiben. Haben wir uns lange genug in diese Haltung hineingefunden und die Streckung als angenehm empfunden, rollen wir wieder ganz zurück, so dass auch die Hüfte wieder aufliegt. Diese Übung müssen wir langsam ausführen, insgesamt ca. viermal mit jeder Seite und eingeschobenen Entspannungszeiten.

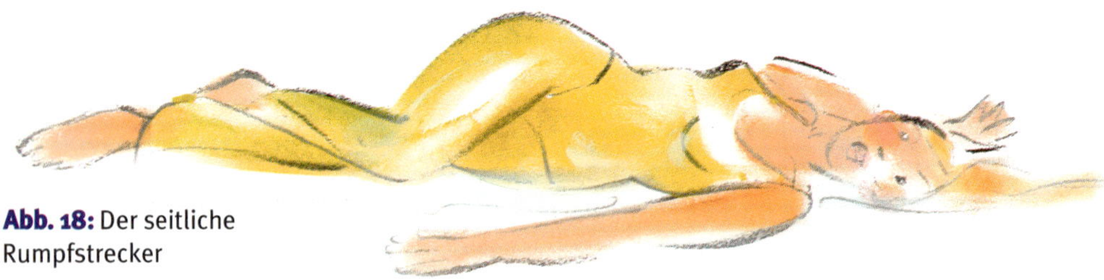

Abb. 18: Der seitliche Rumpfstrecker

Das kopflastige Metronom Wir liegen auf dem Rücken, haben die Beine gestreckt und unsere Hände mit den Handflächen nach oben unter das Gesäß geschoben. Nun spannen wir erst U-Muskel und Afterschließmuskel an, holen diese leicht in uns hinein und ziehen die Sitzbeinhöcker kräftig zueinander. Die ganze Anspannung lenken wir in die rechte Hand, um den rechte Sitzbeinhöcker herum. Dann schieben wir den rechten Ellenbogen leicht nach außen und ziehen den Oberkörper nach rechts herüber (die Schultern bleiben am Boden!), so dass wir –

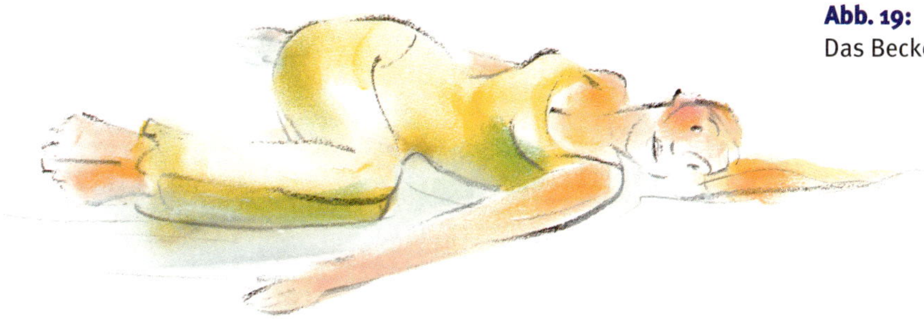

Abb. 19:
Das Beckenrollen

wie ein Flitzebogen – seitlich gerundet daliegen. Für den Rückweg zur Geraden brauchen wir genauso lange wie für das seitliche Herüberziehen. Erst in der Geraden lassen wir den Beckenboden locker und können die ganze Übung nach links wiederholen. Diese Übung aktiviert Beckenboden, Bauch und Rücken besonders gut, wenn sie sehr langsam ausgeführt wird.

Das Beckenrollen Wir stellen die Beine im Liegen angehockt auf. Im Beckenboden bauen wir in der unteren und mittleren Muskelschicht Spannung auf. Damit holen wir die angewinkelten Beine nacheinander an unseren Körper heran und drücken – ebenso vom Beckenboden ausgehend – die Beine leicht aneinander. Die Knie befinden sich dabei über dem Bauchnabel. Unsere Arme liegen leicht abgespreizt neben dem Körper. Nun dirigiert der Beckenboden die angewinkelten Beine zu einer Seite. Dieses Dirigieren ist vorrangig im Bewegungsablauf! Der Rest des Körpers »gehorcht« ihm, der Beckenboden muss die absolute Kontrolle über die Seitbewegung der Beine behalten. Verlässt ihn währenddessen die Kraft, halten wir sofort inne und holen die Beine zur Mitte zurück. Nun versuchen wir, die Übung zur anderen Seite hin auszuführen.

Als Entspannung zwischen den Übungen strecken wir »alle Viere« in die Höhe und schütteln die Spannung sanft heraus.

Ist der Beckenboden schon recht kräftig und haben wir gelernt, ihn dirigierend einzusetzen, wird er die Beine bis auf den Boden ablegen können und von dort aus behutsam und sicher auch wieder anheben. Mit einer solchen Beckenbodenkontrolle kräftigt diese Übung auch Bauch- und Rückenmuskulatur. Setzen wir den Beckenboden nicht in dieser Art ein, kann die

Übung sowohl den Beckenboden selbst, als auch den Rücken belasten.

Diese Wahrnehmung des »Dirigierens« schult uns, auch im Alltag auf die Mitarbeit des Beckenbodens zu achten. Wie bei dieser Übung gilt für viele normale Bewegungssituationen: Bleibt der Beckenboden untätig, wird er durch den Bauchraumdruck belastet. Beziehen wir ihn in unsere Bewegungen mit ein und übertragen ihm die zugedachte Aufgabe, wird er seine Reaktionsfähigkeit behalten und keine Chance bekommen zu erschlaffen.

Der Abspreizer Wir legen uns auf die Seite und stabilisieren uns, indem wir die Hand des oberen Arms vor der unteren Schulter auf den Boden legen. Den unteren Arm schieben wir unter den Kopf. Wir strecken das obere Bein und heben es dann gerade nach oben an. Dort halten wir es ein paar Sekunden und senken es wieder ab. Vier- bis achtmal auf jeder Seite wiederholen. Danach drehen wir uns auf den Bauch, schieben einen Keil unter die Hüften und lassen den Kopf auf den Händen ruhen. Wir heben auch in dieser Lage die gestreckten Beine im Wechsel an und halten sie in der Höhe jeweils ein paar Sekunden, bevor wir sie wieder ablegen. Nach jedem Senken ein paar Sekunden entspannen, bevor das andere Bein dran ist. Insgesamt viermal pro Seite.

Diese Übung könnte auch ohne Beckenbodenarbeit geturnt werden. Das wäre allerdings sehr schade, denn sie stimuliert besonders gut den innersten Hauptmuskel. Der Beckenboden

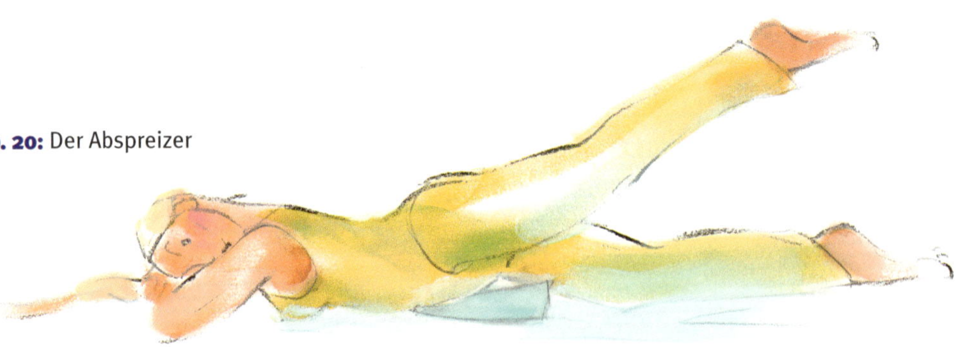

Abb. 20: Der Abspreizer

kann mit allen seinen Schichten mithelfen, das Bein anzuheben. Wenn es oben steht, können wir den Aftermuskel spannen und in uns hinein»saugen«. Diese Übung eignet sich also besonders gut für Frauen, deren Afterschließmuskel gekräftigt werden muss und/oder bei denen die Hebefunktion des innersten Hauptmuskels geschwächt scheint.

Das Brustschwimmen Diese Übung drückt – weil sie in Bauchlage erfolgt – bei einigen Frauen auf die empfindlichen Brüste. Wir legen deshalb ein kleines Kissen unter den Busen, dann geht es besser. Wir liegen also auf dem Bauch, strecken die Arme weit über den Kopf und bleiben so ein paar Sekunden entspannt liegen. Während des Einatmens heben wir Kopf und Oberkörper an und führen die Arme wie in einer groß ausholenden Schwimmbewegung nach hinten. Die Arme bleiben dabei über dem Boden. Wenn sie neben dem Rumpf angekommen sind, verweilen wir ein paar Sekunden in dieser »Schwanenstellung«, bis wir die Hände unter der Brust wieder zusammenführen. Nun schieben wir – wie beim Schwimmen – die aufeinander liegenden Hände weit nach vorne. Dabei atmen wir aus und entspannen uns wieder ein paar Sekunden, bevor wir das Ganze insgesamt vier- bis sechsmal wiederholen.

Die gegengedrehte Acht Um es gleich vorwegzunehmen: Diese Übung ist schwer zu lernen. Sie zwingt uns, alle Aufmerksamkeit auf uns selbst zu lenken. Obwohl sie wiederholt mit Hilfe eines Partners geübt wird, brauchen die meisten doch mehrere Anleitungen, bis sie sie problemlos allein ausführen können. Die Übung stammt aus der Kinesiologie, das heißt, sie beruht in hohem Maße auf der Eigenbeobachtung, kombiniert mit koordinierten Bewegungen, die eine harmonische, ganzheitliche Gymnastik anregen. Das wiederum stimuliert Beckenboden-, Bauch- und Rückenmuskulatur. Diese Übung ist besonders geeignet, wenn Frauen und Kinder schon aus der Totalpartnerschaftsphase herausgewachsen sind, die Babys also älter als drei Monate sind.

Wir liegen auf dem Rücken, die Beine sind angehockt aufgestellt. Nun legen wir unsere Handflächen aneinander und halten die Hände über dem Brustbein. Die Arme sind in Schulter-

Abb. 21: Die gegengedrehte Acht

höhe abgewinkelt, die Fingerspitzen zeigen zur Decke. Mit den aneinander liegenden Händen kreisen wir nun um unser Brustbein. Dabei haben die Muskeln im Schultergürtel gut zu tun, und wir müssen aufpassen, dass wir mit den Kreisen tatsächlich über dem Brustbein bleiben. Fünf Kreise führen wir nach links, fünf nach rechts herum aus.

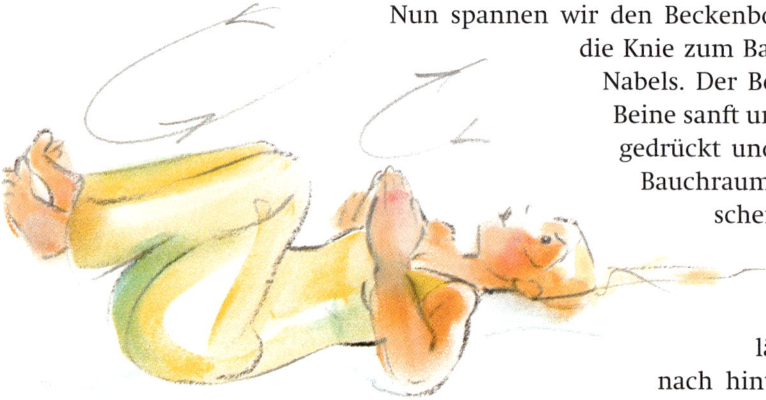

Nun spannen wir den Beckenboden an und ziehen die Knie zum Bauch bis in Höhe des Nabels. Der Beckenboden hält die Beine sanft und sicher aneinander gedrückt und lässt sie über dem Bauchraum kreisen. Die Oberschenkel sollen dabei immer leicht schräg angezogen bleiben. Vorsicht – lädt der Kreis zu weit nach hinten aus, so dass die Oberschenkel senkrecht nach oben oder nach hinten zeigen, wird der Rücken zu sehr belastet. Auch hier machen wir fünf Kreise in jede Richtung.

Jetzt wird es schwierig, und für diese Übungsphase benötigen wir eine Hilfsperson, die uns anfänglich Hände und/oder Knie führt. Diese sollen nämlich gleichzeitig kreisen, allerdings entgegengesetzt. Ganz langsam führt die Hilfsperson Hände und Knie kreisend gegeneinander, und wir versuchen, dies beobachtend mitzuzeichnen. Gelingt dies und können wir die Bewegung nachvollziehen, lässt die Hilfsperson los, und wir versuchen, die Übung alleine weiterzuführen. Bei all dem Beobachten soll natürlich der Beckenboden nicht vergessen, dass er die Bewegung der Beine führt und dirigiert!

Besonders für die Rückbildung sollten nur geschlossene Kurse angeboten werden, damit alle – Mütter und Babys – diese wichtige Zeit in gleich bleibender Gemeinsamkeit erleben und die Kurstage aufeinander aufbauen können.

Beckenbodenbeschwerden

Beckenbodenbeschwerden entstehen, weil das Gewebe zu schwach ist. Paradoxerweise ist der häufigste Grund hierfür eine zu hohe Grundspannung im Beckenbereich, die bei den meisten Betroffenen aus frühester Kindheit herrührt (siehe Seite 23). Eine erhöhte Grundspannung im Beckenboden verengt die Wahrnehmungsfähigkeit für diesen Körperbereich und mindert die Bewegungsfreiheit und ebenso den Kraftaufbau. Besteht die Spannung über Jahre, bildet sich durch die anhaltende verminderte Aktivität eine Schwäche aus.

Der Hände-Test

Gut verständlich wird das oben Beschriebene an dem Hände-Test: Wir stützen im Sitzen die Ellenbogen auf den vor uns stehenden Tisch oder auf unsere Knie. Die Hände schütteln wir ein paar Mal aus dem Handgelenk heraus kräftig und kurz aus und lassen sie dann wie Pfötchen baumeln. Sie hängen jetzt ganz entspannt von den Handgelenken herab. Nun wollen wir fühlen und sehen, wie weit wir aus dieser Ausgangsstellung heraus Zeigefinger und Daumen voneinander wegstrecken können. Danach schütteln wir die Hände wieder aus und lassen sie entspannt baumeln. Danach wollen wir fühlen und sehen, wie präzise wir mit ihnen Kraft einsetzen können. Wir führen dazu Daumen- und Zeigefingerspitze aufeinander und pressen die Fingerspitzen zusammen, so fest wir nur können.

Nun prüfen wir, wie sich das Ganze anfühlt, wenn wir von einer erhöhten Grundspannung ausgehen. Wir schütteln die Hände nicht aus, sondern halten alle Finger leicht gekrümmt, die Hände sind also angespannt. Nun versuchen wir wieder, Daumen und Zeigefinger abzuspreizen, ohne jedoch die Grundspannung aufzugeben. Sowohl die Wahrnehmungsfähigkeit, als auch die Bewegungsspanne sind enorm eingeschränkt. Das Gleiche können wir feststellen, wenn wir nun Daumen- und Zeigefingerspitzen aufeinander drücken. Wir spüren: Das geht nicht gut, wir können nicht so kräftig drücken.

Dieser Vergleichstest lässt uns erahnen, welche Schwäche eine erhöhte Grundspannung in anderen Körperteilen – auch und gerade im Beckenboden – mit den Jahren verursachen kann.

Haben Männer Beckenbodenprobleme?

In diesem Buch sprechen wir bewusst nur vom weiblichen Beckenboden. Dass auch viele Männer unter Beckenbodenbeschwerden leiden, ist unbestritten. Dieses Problem findet ebenfalls zu wenig Beachtung. Auch bei Männern führt eine Beckenbodenschwäche zu Urin- und Stuhl-Inkontinenz. Da in ihrem vorderen Beckenbodenbereich viel erektiles Muskelgewebe liegt, sind sexuelle Probleme wie Erektionsschwierigkeiten und vorzeitiger Samenerguss ein häufiges Beschwerdebild.

Da ich als Krankenschwester auch Erfahrung in der Urologie habe, erarbeite ich immer wieder mit einzelnen Männern aus allen Altersgruppen eine gezielte Beckenbodengymnastik. Vor allem nach einer Prostata-Operation brauchen Männer ein solches Training, das viele Beschwerden mildern oder ganz beheben kann. Es ist viel zu wenig bekannt: Auch Männern kann ein Beckenbodentraining gut helfen! Wir hoffen, dass Urologen und Krankengymnast(inn)en dies in Zukunft noch stärker berücksichtigen.

Wie entstehen Beckenbodenprobleme?

Viele Beckenbodenprobleme entstehen, weil die Muskeln ständig zu stark angespannt sind und dadurch in ihrer von Natur aus vorgesehenen Funktion kaum benutzt werden können. Das schwächt sie auf Dauer erheblich.

Diese Ursache steckt meist auch hinter Beckenbodenproblemen, die durch eine teilweise (partielle) oder vollständige (totale) Denervation entstehen (siehe Seite 127). Der Begriff »Denervation« bedeutet, dass der Kontakt zwischen Nerven und Muskulatur eingeschränkt oder unterbrochen ist. Dann erreichen die normalerweise über die Nerven an die Muskeln weitergeleiteten bewusst oder als Reflex ausgesandten Impulse nicht ihr Ziel. Ob es gelingt, diese Muskelbereiche wieder zum Leben zu erwecken, hängt davon ab, ob gezielt genug, mit den richtigen

Übungen und vor allem mit eiserner Konsequenz trainiert wird. Manchmal sind die Nerven jedoch schon so lange und so stark geschädigt, dass eine Wiederherstellung der vollständigen Leitfähigkeit und dadurch auch der Beckenbodenfunktion nicht möglich ist.

Der Kontakt zwischen Nerven und Muskulatur ist unterbrochen

Ursachen für eine Denervation im Beckenboden sind in erster Linie sehr schwere Geburten, bei denen der kindliche Kopf zu lange und zu stark auf die Leitnerven gedrückt hat oder diese durch Verletzungen durchtrennt wurden. Auch falsches Pressverhalten kann zu solchen Denervationen führen, oder im Wochenbett eine schlecht heilende Dammverletzung, ebenso sexuelle Misshandlungen im Kindesalter oder Verletzungen durch Unfälle.

Frauen, die eine Denervation haben, erfahren oft nicht gleich nach der Geburt davon. Ihr Beckenboden braucht einige Zeit des »Nichtstuns«, bis sich die typischen Beschwerden entwickeln.

Unser Körper gleicht Schwächen aus

Immer, wenn unser Körper irgendwo einen Schwachpunkt aufweist, versuchen andere Körperbereiche, diese Schwäche auszugleichen. Ist der Beckenboden schwach, setzen z. B. viele Menschen spontan und unbewusst den Schultergürtel ein, um damit die Arbeit zu leisten, zu der der Beckenboden nicht in der Lage ist. Der durch die Muskelarbeit im Schultergürtel entstehende Druck wird im Bauchraum ungehindert in den Beckenboden geleitet, der nicht die Kraft hat, ausreichenden Widerstand zu leisten und unter diesem Druck nur noch nachgeben kann. Vielen Menschen wird dieser Zustand nur bewusst, wenn sie anhand eines typischen Beispiels – indem sie z. B. einen schweren Sessel verrücken – unter Anleitung nachvollziehen, wie stark der Beckenboden mitsamt den umgebenden Organen unter dem Bauchraumdruck abwärts drängt.

Diese Folge sind Beckenbodenbeschwerden bis hin zu kaum kontrollierbarem Urin- oder Stuhlabgang. Oft treten Gebärmutter und/oder Scheidenwände aus dem Scheideneingang heraus. Mit den vorfallenden Scheidenwänden können auch Harnröhre und Blase oder eine Ausbeulung des Mastdarms mit nach unten gedrängt werden.

Die Beschwerden nicht ignorieren!

Es ist jedoch ein langer (Leidens-)Weg, bis ein Beschwerdebild derart drastisch wird. Anfangs beobachten die betroffenen Frauen an sich alle Ähnliches, ignorieren diese Veränderungen jedoch oder sehen sie als unumgänglich an. Auch wenn sich die Beschwerden langsam verstärken, ist die Versuchung groß, »bloß kein Aufhebens« darum zu machen, insbesondere nicht, weil diese Schwierigkeiten ja nicht immer, sondern nur zeitweise auftreten.

Außerdem kostet es Überwindung und Mut, eine angeblich so peinliche Angelegenheit einem Arzt zu offenbaren. Das ist keineswegs nur bei der älteren Generation so, sondern fast ebenso häufig bei jüngeren Frauen. Hinzu kommt, dass die meisten Ärzte nur einen Rat wissen: die Operation, weil sonst angeblich nichts hilft. Das trifft allerdings nur sehr selten zu. Mit konsequenter gymnastischer Eigenarbeit können die meisten Frauen ihre Beschwerden wegturnen oder sie zumindest so verringern, dass sie ein normales Leben führen können. Natürlich ist der Erfolg abhängig von der Disziplin und Motivation beim Turnen. Beginnt die Frau schon bei den leichtesten Beschwerden mit gezielter Gymnastik, werden diese rasch verschwinden. Vorausgesetzt, sie lebt von nun an beckenbodenbewusst, kann sich eine schwere Beckenbodenschwäche gar nicht erst entwickeln, da sie auch fortan bei den ersten Anzeichen weiß, was zu tun ist.

Die meisten Frauen können mit konsequenter Gymnastik ihre Beschwerden wegturnen.

So entwickeln sich die Beschwerden

Der Aufbau der Beschwerdebilder entwickelt sich gewöhnlich in folgender Reihenfolge:

1. Eine leichte Schwäche des Beckenbodens ohne weitere Beschwerden. Frauen beobachten an sich ein weicheres, offeneres

Gefühl, insbesondere in Bezug auf die Scheide. Bei dem Versuch, durch Zukneifen mehr Kraft in diese Weichheit zu schicken, spüren sie kaum eine Besserung. Beim Geschlechtsverkehr wird ihnen die Lockerheit und verminderte Anspannungskraft besonders bewusst. Die Scheide wird allgemein als so geräumig empfunden, dass die Frau den Penis des Partners nur beim ersten Eindringen fühlt. Dieses Bild einer lockeren Scheide und eines kraftlosen Beckenbodens ist so häufig, dass amerikanische Sexualforscher es »the lost penis syndrom« nennen (»Syndrom des verlorenen Penis«). Auffällig ist, dass diese Frauen meist die Gewohnheit haben, sich beim Liebesakt hingebend zu öffnen. Lernen sie durch gezieltes Beckenbodentraining, ihre Beckenbodenmuskeln zu nutzen und deren Kraft zu steigern, können sie oft ein intensiveres, vielfältigeres Sexualleben entwickeln.

Diese leichteste Form der Beckenbodenbeschwerden ist in den meisten Fällen auf eine vorausgegangene Geburt zurückzuführen, kann aber auch entstehen, wenn der Beckenboden jahrelang untätig ist, weil die Frau nicht weiß, wie sie ihn einsetzen kann.

2. Die nächste Stufe der Beschwerden ist ein Schweregefühl im Becken, das besonders bei Beckenboden belastenden Situationen auftritt. Auch hier ist eindeutig, dass die körperoffene Haltung eine erhebliche Rolle spielt. Beim Heben eines Kleinkindes, langem Stehen, Treppensteigen, Bergab-Laufen und besonders am Abend eines aktiven, arbeitsreichen Tages nehmen die Schwere und das Druckgefühl in Richtung Scheide zu. Einige Frauen empfinden dies besonders stark an den Tagen kurz vor oder am ersten Tag ihrer Menstruation, wenn ein Schwellungs- und Wundheitsgefühl die Beschwerden verstärkt.

Ein solches Druck- und Schweregefühl stellt sich nicht selten auch nach den Wechseljahren ein. Weiches Gewebe erschlafft dann aufgrund der verminderten Östrogenproduktion und möglicherweise geringeren körperlichen Bewegung noch mehr.

3. Die Frau spürt etwas im Scheideneingang, anfangs nur bei sehr belastenden Situationen. In Ruhe oder bei Beckenboden entlastenden Tätigkeiten (wenn wir z. B. vornüber gebückt auf den Knien arbeiten) verschwindet das Gefühl. Erfolgt keine Behandlung, kann der vorandrängende Körperteil – meist die Scheidenwände oder die Gebärmutter – aus dem Scheidenausgang herausfallen. Befinden sich Gebärmutterhals oder Scheidenwand im Stehen permanent außerhalb des Scheideneingangs, ist dies durch Gymnastik allein selten zu beheben und bedarf der chirurgischen Korrektur.

Beckenbodenmuskeln liegen im Wurzel-Chakra.

Auffällig ist, dass Frauen, deren Beschwerden auf eine schlaffe Beckenbodenmuskulatur zurückgehen, sich allgemein schlaff fühlen. Dies hängt damit zusammen, dass die Beckenbodenmuskeln im Wurzel-Chakra, also im Energiezentrum des tiefsten Ichs oder Ur-Ichs liegen (siehe auch Seite 47). Deshalb neigen Frauen dann auch eher dazu, sich nicht mehr so wichtig zu nehmen bis hin zur Selbstaufgabe.

Da der Beckenboden unser Erscheinungsbild prägt und dadurch einen starken Bezug zum Rücken hat, sind Rückenschmerzen häufig. Ein schwacher Beckenboden hat immer einen schwächenden Einfluss auf den unteren Rücken. Frauen versuchen dann oft unbewusst, diese Schwäche mit dem Schultergürtel auszugleichen. Dadurch entstehen Rücken- und Nackenverspannungen, die auch Kopf- und Zahnschmerzen auslösen können.

Klarheit durch die vaginale Untersuchung

Eine genaue vaginale Untersuchung kann zeigen, wo die Schwäche im Becken lokalisiert ist. Leider kommt es immer wieder vor, dass Frauen mir ihre Beschwerden schildern, dann aber berichten, dass der Frauenarzt »alles in Ordnung« befunden hat – allerdings ohne von ihren Problemen zu wissen. Auf dem gynäkologischen Stuhl befindet sich das Becken in einer eher entlasteten Stellung. Ist die Frau vor Aufregung etwas verspannt, kann der Befund bei einer oberflächlichen Untersuchung normal erscheinen. Für ein vertrauliches Gespräch, bei dem gezielt nach Inkontinenz-Beschwerden oder häufigeren

Toilettengängen gefragt wird, haben Ärzte oft zu wenig Zeit. Einige führen derartige Gespräche während der vaginalen Untersuchung, was für eine Frau ohnehin unakzeptabel ist. Diese kurze Besprechung sollte immer vorher stattfinden, wenn die Frau angekleidet ist. Alles andere ist entwürdigend.

Frauen sollten wissen, dass Hebammen auch außerhalb geburtshilflicher Situationen vaginal untersuchen dürfen. Sie haben meist mehr Zeit für Gespräche, auch intimerer Art, als Ärzte und sind – was die Untersuchungstechnik betrifft – mindestens so kompetent wie Frauenärzte.

Welche Probleme gibt es?

Harn-Inkontinenz

Wenn ganz unmissverständlich ein paar Tröpfchen oder aber ein kleiner Schub Urin unkontrolliert abgehen, trifft uns das tief. Nicht »dicht« zu sein, bedeutet, nicht ganz vollwertig zu sein. Nur Kleinkinder, Kranke und nicht ganz »zurechnungsfähige« Menschen machen sich nass. Die Angst vor peinlichen Situationen führt dazu, dass Frauen seltener oder gar nicht mehr ausgehen, auch vom Sport ziehen sie sich unter irgendeinem Vorwand zurück.

Wann verliere ich Urin?

Für unkontrollierten Harnabgang gibt es etliche unterschiedliche Bezeichnungen – abhängig von der Ursache. Viele, teils recht komplizierte Untersuchungen geben mehr oder weniger gut Aufschluss, wie der Urinabgang medizinisch zu benennen ist. »Inkontinenz« ist der gemeinsame Sammelbegriff. Einer der wichtigsten Anhaltspunkte ist die Frage: Wann verliere ich Urin? Wenn dies nur bei plötzlicher Belastung wie Husten, Niesen, Springen, Lachen, Rennen auftritt, dann jedoch unkontrolliert, handelt es sich um eine »Stress-Inkontinenz«. Entsteht ein plötzliches Gefühl, sofort unbedingt zur Toilette zu müssen, und geht Urin ab, wenn diese nicht schnell genug erreicht wird, sprechen Ärzte von einer »Drang-Inkontinenz«. Beides sind die häufigsten Formen von Inkontinenz.

Viele Frauen meinen fälschlicherweise, dass sie während des Geschlechtsverkehrs Urin verlieren, weil sie glauben, dass nur dadurch eine derartige Nässe entstehen kann. Fast immer handelt es sich dabei jedoch um eine Flüssigkeit aus Drüsen im Scheideninneren, die ähnlich wie bei Männern das Ejakulat auf dem Höhepunkt der Lust, bei Frauen allerdings oft mehrmals und unabhängig vom Orgasmus, ausgestoßen wird. Dieses Sekret ist meist glasklar und wird in sehr unterschiedlichen Mengen abgegeben. Nicht jede Frau hat solche Ergüsse, oft hängt es auch von der Intensität der Vereinigung ab, ob sie vorkommen oder ausbleiben.

Der weitaus häufigste Grund für einen Urinabgang während der Liebe liegt nicht an einem schwachen Beckenboden, sondern an dem Liebesverhalten der Frau. Einige Frauen öffnen sich in ihrer Lust derartig, dass sie sich ihrem Partner förmlich »entgegenschieben«. Manche können direkt sehen, wie im Moment des Sich-Öffnens ein Urinschub aus der Harnröhre abgeht. Bei ihnen hat der Beckenboden oft dennoch einen guten Tonus und genügend Spannkraft. Der gynäkologische Befund ist auch meistens normal. Durch ein bewussteres Benutzen des Beckenbodens können diese Frauen sich besser kontrollieren und – wenn sie es überhaupt möchten – den Urinabgang verhindern.

Stuhl-Inkontinenz

Die Stuhl-Inkontinenz ist glücklicherweise viel seltener als die Harn-Inkontinenz, aber bei knapp der Hälfte der betroffenen Frauen besteht gleichzeitig auch eine Blasenschwäche. Eine Stuhl-Inkontinenz seit dem Kindesalter ist meist auf eine Nervenschädigung und/oder auf sexuellen Missbrauch zurückzuführen. Bei jungen Frauen ist sie meist Folge einer Geburtsverletzung oder von Unfällen und Krankheiten, bei denen Lähmungen des Nervensystems aufgetreten sind oder der Stuhl wässrig-schaumig und schleimig ist. Bei älteren Menschen kommen chronische Hämorrhoiden, anhaltende Verstopfung, verbunden mit falschem Pressverhalten und Bewegungsmangel, hinzu.

Verschiedene Schweregrade

Auch hier gibt es verschiedene Schweregrade. Die leichteste Form ist das unvermeidliche Entweichen von Winden und dünnflüssigem Stuhl, was an der Grenze zum Normalen liegt; die schwerste besteht in der Unfähigkeit, auch nur dem schwächsten Druckimpuls standzuhalten.

Ein Mastdarmvorfall ist eine schmerzhafte Komplikation, die fast immer auf einen völlig erschlafften Beckenboden hinweist und besonders oft in Verbindung mit einer erhöhten Grundspannung entsteht. Falsches Pressverhalten auf der Toilette, durch chronisch harten Stuhlgang gedehntes und inaktives Mastdarmgewebe, Fissuren und Hämorrhoiden sowie die Unfähigkeit, den Afterschließmuskel bei der Stuhlentleerung wirklich zu entspannen, bereiten den Beschwerden den Weg. Eine Ernährungs- und Bewegungsberatung (siehe Seite 87) sollte hier im Vordergrund stehen.

Auch eine Stuhl-Inkontinenz lässt sich mit Beckenbodentraining gut beheben.

Sofern der Afterschließmuskel komplett ist, lassen sich die Beschwerden mit gezielten Entspannungs- und Anspannungsübungen meist so weit bessern, dass die Inkontinenz nicht mehr störend ist bzw. verschwindet. Wir wollen deshalb alle betroffenen Frauen nachdrücklich ermutigen, ihr Problem nicht schamhaft zu verschweigen oder damit mehr schlecht als recht zu leben, sondern es anzugehen und einen Kursus in aufbauender Beckenbodengymnastik zu suchen. Dieses Buch kann dazu wichtige Anregungen geben, und wer unter Anleitung der CD mit dem Turnen beginnt, hat den »Stier« bereits bei den »Hörnern« gepackt.

Schmerzen beim Geschlechtsverkehr

Wie wir zu unserer eigenen Geschlechtlichkeit stehen und wie wir sie ausleben können, hat in unserem Leben einen erheblichen Stellenwert. Dies gilt für Männer wie Frauen gleichermaßen. Beobachten Kinder eine liebevolle Achtung zwischen den Eltern, ist dies für ihre geschlechtliche Entwicklung wichtiger als der genaueste und sachlichste Biologie- oder Sexualkundeunterricht in der Schule. Was Kinder und Jugendliche im engsten Familienkreis an zwischenmenschlichen Beziehungen erlebt haben, prägt ihre Erwartungen und Ängste in Bezug auf die geschlechtliche Liebe am stärksten. Eine in sich wachsende, gleichberechtigte Partnerschaft ist eine Wunschvorstellung vieler Menschen. In der Realität ist sie jedoch nur dort zu finden, wo Offenheit neben Liebe und Achtung möglich ist.

Dass in Verbindung mit Sexualität zwischen Paaren sehr viel Brutalität – seelische wie körperliche – ausgetragen wird, ist leider nur allzu oft auch Kindern bekannt. Viele Mädchen sind sexuellen Anspielungen von Seiten männlicher Familienmitglieder ausgesetzt. Die feine Grenze, die hier leicht überschritten wird, ist nicht nur für ihre späteren Partnerschaften von existenzieller Bedeutung. Wie häufig Mädchen sexuelle Berührungen bis hin zu sexuellem Missbrauch erleben, liegt im Dunkeln. Dass diesen Kindern und Frauen heute besser als früher geholfen werden kann, kommt daher, dass sexuelle Probleme generell offener und ehrlicher behandelt und akzeptiert werden und dass es inzwischen vielerorts auch spezielle Beratungsstellen gibt, in denen sowohl Mädchen als auch Frauen Rat und Beistand finden.

Keine Lust auf Sex

In jeder Partnerschaft werden auf sexuellem Gebiet schwierige Phasen zu meistern sein, in denen sich besonders beim Geschlechtsverkehr Störungen entwickeln können. Allerdings sind Frauen dabei in einer ganz besonderen Lage. Wenn ein Mann keinen Sex haben will, äußert sich dies ganz deutlich – er bekommt keine Erektion. Damit ist die Sache klar. Zwar empfinden Männer dies in der jeweiligen Situation natürlich als sehr belastend und kränkend, aber keine Macht der Welt wird sie dabei zum Geschlechtsverkehr zwingen können – es geht einfach nicht. Bei Frauen ist das ganz anders. Wenn sie keine Lust haben, können sie dies zwar sagen und deutlich machen – ob ein Mann dies respektiert, steht auf einem anderen Blatt. Frauen können sich einem Geschlechtsverkehr nur insoweit körperlich verweigern, als sie die Scheidenmuskulatur – und damit den Beckenboden – so verspannen, dass sie »dicht« machen, das heißt, dass der Mann nicht eindringen kann. Dieses »Verneinungszeichen« ist jedoch ziemlich selten und gelingt nicht »auf Befehl«. Eine Vielzahl von Frauen lässt Tag für Tag lustlos und ohne innere Bereitschaft Geschlechtsverkehr zu – aus welchen Gründen auch immer. Viele empfinden dabei nur Schmerz und Abneigung.

Woher die Schmerzen noch kommen können

Für diese Schmerzen gibt es immer einen Grund, und in den meisten Fällen könnten sie behoben werden.

- Am häufigsten liegt es ganz banal an einem zu plumpen und mit mangelhaftem Einfühlungsvermögen vollzogenen Geschlechtsverkehr. Nicht selten besteht auch ein Missverhältnis bei den Geschlechtsorganen, z.B. dass die Frau eine eher schmal und kurz gebaute Scheide hat, der Mann hingegen einen sehr großen Penis. Diese Paare brauchen Aufklärung und Hinweise, welche sexuellen Stellungen für sie zu empfehlen sind. Ein zu enger Scheidenausgang kann gedehnt oder mit einem kleinen chirurgischen Eingriff erweitert werden. »Pro Familia«, Familien- und Eheberatungsstellen können hier ebenso weiterhelfen wie Gynäkologinnen und Gynäkologen.

- Ein enger Scheidenausgang kann jedoch auch aufgrund einer Verletzung zustande kommen, z.B. durch Vernarbungen nach einem Dammschnitt. Es gibt einige Ärzte, die sich besonders gut auf eine chirurgische Korrektur solcher Narben verstehen. Allerdings ist Vorsicht geboten, denn die Erfolgsquote schwankt erheblich – zwischen 50 und 80 Prozent. Frauen können sich aber auch selbst helfen, indem sie die betroffenen Stellen mit einer speziellen Salbe massieren.

Vorsicht bei chirurgischen Korrekturen!

- Ein noch ungelöstes Problem ist, dass viele Frauen nach einer Geburt noch über Jahre hinaus einen empfindlichen bis schmerzhaften Damm behalten. Dies liegt nicht immer daran, dass eine Wunde schlecht verheilt ist. Bei vielen schmerzt die Stelle hormonabhängig kurz vor oder mit Beginn der Menstruation, bei Wetterwechsel oder Berührung. Hier kann gegebenenfalls eine Neuraltherapie helfen.

- Vernarbungen von hohen Scheidenrissen und vaginalen Operationen können »in der Tiefe« schmerzen. Tiefe Penetrationen können auch auf Senkungen der Scheidenwände oder der Gebärmutter schmerzhaft »aufstoßen«, besonders wenn die Gebärmutter nach hinten abgeknickt ist oder sich Myome (gutartige Muskelknoten in der Gebärmutter) gebildet haben.

- Vorübergehende, brennende Schmerzen beim Geschlechtsverkehr deuten auf eine Infektion der Scheide (meistens mit einem Pilz) oder der Harnröhre hin. Auch eine Entzündung der Eileiter oder an anderer Stelle im Beckenraum kann Schmerzen beim Geschlechtsverkehr verursachen.

Die Diagnose

Die Diagnose von Beckenbodenbeschwerden ist oft ebenso schwierig wie ihre medizinische und chirurgische Behandlung. Wie auf allen Gebieten der Medizin hat es jedoch auch hier in den vergangenen fünfzig Jahren viele Fortschritte gegeben. Hoch technisierte Untersuchungsgeräte ermitteln immer präzisere und feinere Ergebnisse, und entsprechend differenzierter werden auch die Kategorien, in die die jeweiligen Beschwerden eingeteilt werden. Ärzte wie betroffene Frauen sollten dabei jedoch nicht vergessen, dass Finger oft mehr fühlen und entdecken als ein Gerät. Auch die ausgebuffteste Technik hat Mängel und kann das Tasten »vor Ort« und die Erfahrung eines Arztes nicht ersetzen.

Welche Untersuchungen werden gemacht?

Was machen Ärzte, wenn eine Frau mit Beckenbodenbeschwerden zu ihnen kommt? Zuerst ermitteln sie den allgemeinen Gesundheitszustand, untersuchen vaginal und eventuell auch rektal, und sie nehmen Blut ab. An den Blutwerten erkennen sie den Hormonstatus (also z. B. ob ein Östrogenmangel vorliegt) und andere Krankheitszeichen, z. B. Entzündungen. Eine Urinuntersuchung zeigt, ob Nieren und Blase richtig arbeiten. Mit Ultraschall lässt sich Restharn in der Blase entdecken. All diese Maßnahmen sind relativ einfach. Wesentlich komplizierter, teurer und deshalb nur selten veranlasst werden folgende Untersuchungen:

- eine Kernspintomographie, bei der auch die Beckenbodenmuskulatur bildlich dargestellt wird;
- eine urodynamische Untersuchung beim Urologen, mit der eine Inkontinenz genau diagonstiziert werden kann – sie misst den Druck, mit der die Blase sich entleert;
- elektrophysiologische Untersuchungen, die zeigen, ob die Beckenbodenmuskulatur nervlich richtig versorgt wird.

Diese Untersuchungen werden nur selten veranlasst.

Bei einer Inkontinenz fordern Ärzte häufig ein »Ein- und Ausfuhrblatt«, auf dem genau notiert ist, was die Frau trinkt und isst, wann sie Urin ausscheidet und wie viel. Solche Aufzeichnungen sind jedoch nur bedingt aussagefähig, weil sie überaus mühsam zu erstellen sind und das Verhalten beim Wasserlassen außer Acht lassen.

Fragebögen

Es gibt auch speziell auf Beckenbodenbeschwerden ausgerichtete Fragebögen, die von den Frauen größtenteils selbst ausgefüllt werden. Sie gehen genauer auf mögliche Ursachen, Entwicklung und Dauer der Beschwerden ein und berücksichtigen auch die subjektive Wahrnehmung der Frauen in Form einer »VAS«-Skala (»Visual Analogue Scale«). Die Frau setzt dabei auf einem etwa 10 Zentimeter langen Strich eine ihrem Gefühl entsprechende Markierung, wobei das eine und andere Ende des Striches die jeweiligen Extreme sind. Also z. B. »keine Beckenbodenschwerden« – »immer Beckenbodenbeschwerden«, »ich will an meinem Leben etwas verändern« – »ich kann nichts verändern«, »mein Leben ist lebenswert« – »mein Leben ist nicht lebenswert« usw. Dieser Fragebogen begleitet die ganze medizinische oder gegebenenfalls auch eine chirurgische Behandlung und wird nach sechs bzw. zwölf Monaten erneut ausgefüllt. Dies ist sicher ein guter Ansatz, um ein menschlich offeneres Verhältnis zwischen Arzt und Patientin zu fördern, setzt aber Zeit für Gespräche und Einfühlungsvermögen voraus.

Die vaginale Untersuchung

Am wichtigsten bei allen Beckenbodenproblemen – unabhängig von allen anderen Diagnosemaßnahmen – ist die vaginale Untersuchung. Oft liefert sie schon alle nötigen Informationen. Wichtig ist dabei die Stellung, in der die Frau untersucht wird.

Eine Liege ist oft besser und bequemer als ein gynäkologischer Stuhl. Solche Untersuchungen können sowohl Frauenärzte als auch Hebammen vornehmen. Nur Krankengymnastinnen dürfen es nicht – was schade ist, denn auch ihnen kann das direkte Abtasten des Beckenbodens wertvolle Informationen liefern, welche Muskelbereiche gezielt trainiert werden müssen.

Wir untersuchen uns selbst

Aber auch Frauen selbst können an sich feststellen, in welchem Zustand ihr Beckenboden ist. Wir setzen uns dafür möglichst bequem auf ein Bett oder auf den Boden und stützen den Rücken mit Kissen ab. Wir führen Zeige- oder Mittelfinger in die Scheide ein und lassen ihn vorsichtig an der hinteren Scheidenwand entlang hineingleiten (ggf. etwas Pflanzenöl als Gleitmittel benutzen). Was wir nun zu spüren bekommen, ist individuell ganz verschieden und einzigartig. So unterschiedlich andere Körperteile sind – z. B. Augen, Ohren oder Gliedmaßen –, so verschieden sind bei jedem Menschen die Geschlechtsteile gestaltet. Bei Männern ist die Spannbreite ihrer Individualität offensichtlich, bei uns Frauen gibt es sie gleichermaßen, wir wissen davon nur kaum etwas, weil sie sich im Körperinneren verbergen.

Bequem auf einem Bett, ein Kissen im Rücken, erspüren wir unsere Individualität.

Individuelle Unterschiede: So kann es sein, dass zwei untersuchende Finger zu dick sind für eine eher schmale Scheide, es kann auch sein, dass sie sich locker darin hin- und herbewegen können. Beides ist normal. Es kann auch sein, dass die Scheide eher kurz ist. Dann ist der Gebärmutterhals mit dem Muttermund, der sich wie eine Kirsche glatt und rund vorwölbt, bald erreicht, und dahinter lässt sich oft auch das Ende des Scheidenschlauches ertasten. Oder aber die Scheide ist relativ lang, und Muttermund bzw. Scheidenende liegen für den Finger in unerreichbarer Ferne. Auch das ist beides normal.

Nicht normal wäre es, wenn wir beim Tasten fühlen, dass der Muttermund weit in die Scheide hineinragt. Oft ist dann auch hinter dem Muttermund und Gebärmutterhals der sich eher kompakt anfühlende Gebärmutterkörper zu tasten. Nicht normal wäre es, wenn dem hineingleitenden Finger die vordere

Scheidenwand »im Weg« wäre, so dass sie wie eine Gardine angehoben werden müsste, damit die Finger an der hinteren Scheidenwand entlangtasten könnten.

Beschwerden erkennen

Meist finden wir normale Verhältnisse vor, weil wir uns in einer entspannten Stellung befinden und der Beckenboden keinerlei Belastung erfährt. In dieser Haltung spüren Frauen auch sonst keine Beckenbodenbeschwerden. Um sie zu erkennen, müssen wir den Beckenboden belasten, das heißt, ihn unter Druck setzen.

- Dafür nehmen wir einen tiefen Atemzug, halten die Luft an und führen den entstandenen Bauchraumdruck in den Beckenboden, als ob wir unsere Finger damit hinausschieben wollten. Drei Mal geben wir diese Druckimpulse.

- Beim ersten Mal tasten wir nach Veränderungen in der Lage des Muttermundes bzw. der Gebärmutter. Der Bauchraumdruck drängt beide etwas hinab, jedoch sollte sich der Muttermund in seiner Lage nicht drastisch verändern oder gar in den Scheideneingang hineingleiten.

- Beim zweiten Druckimpuls beobachten wir die vordere Scheidenwand. Sie wird normalerweise etwas rund und weich auf den tastenden Finger aufkommen, sollte sie aber nicht »einbetten« oder als kleiner ballonartiger Ball zum Scheideneingang drängen.

- Nun nehmen wir Zeige- und/oder Mittelfinger heraus und lassen den Daumen hineingleiten. Beim dritten Druckimpuls tasten wir damit die hintere Scheidenwand ab, um zu fühlen, ob dort ein ballähnlicher Vorfall zu tasten ist (das wäre der Mastdarm).

- Nun wollen wir natürlich auch wahrnehmen, wie viel Kraft wir im Beckenboden ertasten können. Hierfür spannen wir erst nur die untere Beckenbodenschicht für sich alleine an und prüfen, ob wir dies als sanftes Umfassen an den Fingern spüren. Haben wir wirklich nur den U-Muskel um unsere Finger herum zusammengezogen, können wir diese Spannung erkennen, indem wir die Finger bewegen. Es handelt sich dabei um eine eher nachgiebige Spannung, keine besonders straffe.

- Erst wenn wir nun die Sitzbeinhöcker zueinander ziehen, wird die Spannung fester und rigider, wenn wir die Finger tastend etwas zur Seite verschieben.

- Versuchen wir nun, die angespannte Muskulatur bis zum innersten Hauptmuskel anzuheben, verstärkt sich die Spannung etwas.

- Bewegen wir dann das Becken vor und zurück, erkennen wir, dass der Beckenboden trotz gleich bleibender Spannung in der runden Körperhaltung, wenn das Becken nach vorne geholt wurde, etwas offener scheint.

Ein wichtiger »Koordinationstest« folgt nun, indem wir noch einmal die Spannung im Beckenboden schichtweise aufbauen und halten.

- Wir atmen weiter, halten dann aber den Atem kurz an, um den Bauchraumdruck nach unten zu führen, ohne die Spannung im Beckenboden zu verlieren. Vielen Frauen ist dies nicht möglich. In dem Moment, wo sie den Bauchraumdruck nach unten schicken, verlässt den Beckenboden jegliche Kraft. Das bedeutet, dass diese Frau mit größer Wahrscheinlichkeit jedes Mal, wenn sie z. B. einen vollen Wäschekorb trägt, den Beckenboden loslässt und der Bauchraumdruck die Organe im Becken ungebremst nach unten schiebt.

- Haben wir unsern Finger tastend in der Scheide behalten, wird uns sehr deutlich, wie in dem Moment, wo die Beckenbodenspannung schwindet, die vordere Scheidenwand nach unten rutscht. Jede Frau, die das an sich selbst ertastet, wird verstehen, wie wichtig die Mitarbeit des Beckenbodens im täglichen Leben ist und welche schützende und stützende Funktion er hat.

Im Liegen und im Stehen: Nach dem vaginalen Abtasten im Liegen sollte die Frau sich auch im Stand untersuchen und beide Ergebnisse miteinander vergleichen. Im Stehen zeigen sich die

Beschwerdepunkte oft noch viel deutlicher. So wird deutlich, warum ein abwärts drängender Schmerz auf Damm und After empfunden wird, warum der Muttermund den Blasenboden durch die Scheide hindurch irritieren kann oder ein hinterer Scheidenwandvorfall überhaupt erst tastbar wird. Nicht alle Gynäkologen machen eine so ausführliche Untersuchung. Ein befreundeter Arzt antwortete auf meine Frage nach den Gründen: »Wenn ich auf diese Art eine Frau untersuchen und sie bitten müsste, meine Finger hinauszuschieben und festzuhalten, wenn ich sie zusätzlich im Stand oder im Sitzen untersuchen würde, müsste ich damit rechnen, als Lustmolch verklagt zu werden.«

Die Beschwerden zeigen sich im Stehen oft deutlicher.

So wird die Muskelkraft bewertet

Um die Muskelkraft des Beckenbodens bildlich einstufen zu können, gibt es ein einfaches System, das in die vaginale Untersuchung integriert werden kann. Hierbei wird bewertet, wie kräftig die Beckenbodenmuskeln angespannt werden können, wie viele Sekunden diese Kraft gehalten werden und wie oft dies in Kraft und Ausdauer gleich bleibend wiederholt werden kann. Die Anspannungsstärke ist in sechs Stufen unterteilt. Auf die Bitte, alle Beckenbodenmuskeln anzuspannen, erfolgt

0 = keinerlei Muskelreaktion
1 = eine eben wahrnehmbare Muskelreaktion
2 = ein schwaches Anspannen der Beckenbodenmuskeln
3 = ein durchschnittlich starkes Anspannen der Beckenbodenmuskeln
4 = eine gute Anspannung im Beckenboden
5 = eine starke und kräftige Anspannung im Beckenboden.

Wird diese Spannung gleich bleibend gehalten, bedeutet dies bei ein bis fünf Sekunden eine schwache, bei fünf bis zehn Sekunden eine durchschnittliche und bei mehr als zehn Sekunden eine gute anhaltende Kraft.

Die gleiche Bewertung gilt für die Wiederholungen: eine bis fünf Wiederholungen bedeuten eine geringe, fünf bis zehn Wiederholungen eine durchschnittliche und mehr als zehn Wiederholungen eine gute Ausdauer.

Beispiel

So wird der Untersuchungsbefund gelesen

Im Untersuchungsbefund steht unter »Beurteilung der Beckenbodenkraft« z. B. die Angabe »2/3/2«. Diese Frau zeigt ein schwaches Anspannen der Beckenbodenmuskeln, wobei sie die Anspannung drei Sekunden in gleicher Stärke festhalten kann, woraus sich eine schwache anhaltende Kraft ergibt. Nach jeweils ein paar Sekunden Pause ist sie fähig, das Ganze genauso gut zu wiederholen. Beim dritten Versuch lässt die Kraft jedoch nach. Das heißt: Ihre vorhandene Beckenbodenkraft hat nur einen schwachen Ausdauerwert.

Für die meisten gynäkologischen Praxen ist diese Auswertung zu zeitaufwändig. Aber natürlich können Frauen nach diesem Schema auch selbst beurteilen bzw. kontrollieren, ob das Beckenbodentraining schon Erfolge zeigt. Das ist an sich schon eine gute Übung, die besonders Frauen mit sehr schwachen Beckenbodenreaktionen vorbereitend für einen Kurs in aufbauender Beckenbodengymnastik lernen sollten. Die Resultate der Kraftbeurteilung fallen unterschiedlich aus, je nachdem, ob dies in einer runden und körperoffenen oder aber geraden, aufrechten Haltung ausgeführt wird. Wenn wir kontrollieren wollen, ob die Kraft zunimmt, müssen diese Vergleiche immer in derselben Position stattfinden.

Die Beckenbodenkraft lässt sich auch mit einem Gerät messen, das in die Scheide eingeführt wird. Der durch Anspannen erzeugte Druck wird wie bei anderen Messgeräten auch auf einem Zifferblatt oder einer digitalen Anzeige sichtbar gemacht. Diese Geräte sind jedoch teuer und für die Eigenkontrolle daher ungeeignet.

Welche Hilfen gibt es?

Wird bei einer ärztlichen Untersuchung eine Beckenbodenschwäche festgestellt, spricht der Gynäkologe meist gleich eine korrigierende Operation an, und zwar oft so, als sei sie letztendlich unvermeidbar. Dies trifft viele Frauen tief und nimmt ihnen häufig jede Motivation, nach anderen Möglichkeiten zu suchen. Tatsächlich haben Gynäkologen und Frauen selbst nicht selten die Erfahrung gemacht, dass eine verordnete Beckenbodengymnastik nicht den erwünschten Erfolg zeigte. Dies lag dann aber größtenteils an einer falschen Gymnastik. Erst in den letzten Jahren ist bei Krankengymnastinnen und Hebammen das Interesse gewachsen, sich auf diesem Gebiet zu spezialisieren. Eine fachlich korrekte und individuelle Anleitung zur Beckenbodenarbeit durch eine speziell geschulte Fachkraft steigert die Eigenmotivation und bringt immer einen Erfolg. Allerdings ist ein einziges Rezept für sechs oder zwölf krankengymnastische Behandlungen nicht ausreichend. Von den bei Krankengymnastik üblichen 30 Minuten Therapiezeit bleiben nach Aus- und Anziehen höchstens 20 Minuten übrig. In sechs- oder zwölfmal 20 Minuten ist es jedoch nicht möglich, den Beckenboden in allen Facetten wahrnehmen zu lernen, geschweige denn eine vorhandene anhaltende Grundspannung zu lösen oder genügend Kraft im Beckenboden aufzubauen.

Richtig ausgeführte Beckenbodenarbeit ist immer erfolgreich!

Eine Operation allein hilft nicht

Operationen können eine Senkung oder Inkontinenz oft nicht oder nur kurzfristig beheben. Ein Kurs in aufbauender Beckenbodengymnastik kann jedoch vor der Operation die Muskulatur so festigen, dass sich die Aussicht auf einen bleibenden Erfolg vergrößert. Danach kann der Beckenboden gezielt weiter gekräftigt werden. Werden Korrekturoperationen an erschlafften Muskeln und Geweben vorgenommen und wird nach der Operation nicht aufbauend mit dem Beckenboden gearbeitet, ist ein erneutes, weiteres Erschlaffen vorprogrammiert. Wurden die Beschwerden durch anhaltende Überlastung, z. B. Tragen schwerer Gegenstände, stundenlanges Stehen (bei Verkäuferinnen), Pflege eines Familienmitglieds, verursacht, muss die Frau nach der Operation nicht nur wissen, wie sie ihren Beckenboden schützen kann, sondern sie kommt auch nicht umhin, gegebenenfalls ihre Lebenssituation zu verändern.

Da von vier Frauen mindestens eine in ihrem Leben irgendwann eine Harn-Inkontinenz bekommt, betrifft dies unzählige

Frauen. Sie sollten sich kundig machen, ob in ihrer Nähe spezielle Kurse für ein aufbauendes Beckenbodentraining angeboten werden und auch andere Frauen auf diese Möglichkeit hinweisen.

Hin und wieder raten Ärzte auch zu einer Elektrotherapie oder dem Tragen von Vaginal-Konen, um den Beckenboden zu stimulieren. Auf diese Empfehlungen wollen wir im Folgenden eingehen.

Ein Viertel aller Frauen kennt Harn-Inkontinenz aus eigener Erfahrung.

Die Elektrostimulation und Bio-Feedback-Geräte

Hier werden Saugnäpfchen oder Sonden mit Elektroden am Körper befestigt, die über einen elektrischen Reiz eine Muskelkontraktion hervorrufen. Dafür gibt es verschiedene Geräte. Meist finden die Behandlungen in einer Arzt- oder krankengymnastischen Praxis statt, wobei die Frau bequem auf einer Liege ruht. Hin und wieder geben die Ärzte oder Krankengymnastinnen auch ein einfacheres Gerät mit nach Hause, so dass die Frau selbst üben kann.

Durch die Elektrostimulation wird meist erreicht, dass die stimulierten Muskeln kräftiger werden und dies die Beschwerden etwas bessert. Der Erfolg ist allerdings meist nur von kurzer Dauer, denn sobald die Behandlung eingestellt wird, »verpufft« der Effekt wieder. Die Frau erlernt durch die Elektrostimulation nicht, wie sie die Beckenbodenmuskeln spüren kann, und eine eventuell vorhandene Grundspannung lässt sich damit nicht auflösen. Die Muskeln lernen nicht wirklich, die ihnen zugedachte Arbeit zu leisten und werden nach Abschluss der Therapie wie zuvor eingesetzt, das heißt, gar nicht oder falsch.

Sehr viel teurer sind Elektrostimulationsgeräte mit einem eingebauten Bio-Feedback. Manche Firmen haben spezialisierte »Kontinenz-Berater«, die der Patientin den richtigen Gebrauch des Gerätes erklären. Die Frau lernt, die Muskeln gleichzeitig mit dem Elektroreiz anzuspannen. Dieser Eigenimpuls wird bildlich ausgedrückt. So ist zu erkennen, wann und wie stark die Beckenbodenmuskeln willentlich angespannt werden.

Dies hört sich im ersten Moment sehr überzeugend an und ist in der Tat um etliches besser als die Elektrostimulation allein. Leider gilt auch hier, dass sich damit eine erhöhte Grundspannung nicht aufheben oder vermindern lässt. Die Frau lernt nicht, den Beckenboden für Gleichgewicht und Körperhaltung oder beim Heben, Tragen, Atmen, Sprechen, Singen, Öffnen und Schließen des Körpers gezielt einzusetzen. Auch hier zeigt meine Erfahrung, wie groß der Unterschied ist, wenn eine Frau gleichzeitig oder kurz davor bzw. danach ein aufbauendes Beckenbodentraining absolviert. Insbesondere Frauen mit Beschwerden, die auf eine Denervation zurückzuführen sind (siehe Seite 127), profitieren von dieser Doppelstrategie. Sie bekommen schneller einen Bezug zu den einzelnen denervierten Muskelschichten, und sie können sie auch rascher wieder fühlen und somit gezielt einsetzen.

Vaginal-Konen

Konen sind kleine Kegelchen aus Plastik, die meist im Set von fünf Stück angeboten werden. Sie wiegen zwischen 20 und 70 Gramm und sind etwa so dick wie ein Super-Tampon, nur etwas länger. Nach dem Einführen in die Scheide wird der Beckenboden durch das Gewicht der Konen angespannt, um zu verhindern, dass diese aus der Scheide rutschen. Die Frau sollte die Konen zweimal täglich 10 bis 15 Minuten lang in der Scheide tragen. Sie beginnt mit der leichtesten Kone und steigert das Gewicht entsprechend ihrer Beckenbodenkraft.

Normalerweise verschreiben Ärzte solche Konen ohne gleichzeitige gezielte Gymnastik. Dann wird die Frauen jedoch beim Tragen der Konen ihren Beckenboden lediglich »zukneifen«. Genau das tut sie aber sowieso schon lange, weil sie ja Beckenbodenprobleme hat. Nur – das Kneifen allein nutzt wenig, denn es setzt die falschen Muskeln ein und wird eine bestehende erhöhte Grundspannung noch verstärken. Häufig gestehen mir Frauen, ihr Beckenboden sei so schwach, dass er nicht einmal die leichteste Kone halten könne. Und das ist dann für viele Frauen und Ärzte der »Beweis«, dass eine Operation unumgänglich ist.

Die Konen zeigen alleine, ohne gezielte Beckenbodenarbeit, also wenig Erfolg. Bei Frauen, die einen weiter gebauten Scheideneingang oder vermehrten Vaginalschleim haben, gleiten sie leicht wieder aus der Scheide heraus, auch wenn diese Frauen gar keine Beckenbodenprobleme haben. Bei Frauen mit sehr geräumiger Scheide können sie sich quer legen, was meist unangenehm drückt. Da die Konen ungefähr so viel kosten wie die Teilnahme an einem Beckenbodenkurs, haben die Frauen durch das Turnen eine vergleichsweise viel größere Erfolgschance als mit den Konen. Vielleicht ist es typisch für unser heutiges Denken, dass dieses Geld viel bereitwilliger für fünf Plastikkonen ausgegeben wird. Ein Gerät zu benutzen, suggeriert offenbar mehr Erfolg als die eigenständige Arbeit mit dem Körper. Aber wir sind solches Denken durch eine gerätebetonte Medizin eben gewöhnt.

Übrigens: Wenn eine Frau versuchen möchte, ob sie eine Kone in ihrer Scheide festhalten kann, geht das auch mit so genannten »Geisha-Kugeln« aus dem Sex-Shop. Sie kosten höchstens ein Zehntel der Konen und haben ansonsten einen durchaus vergleichbaren Effekt.

Scheidenpessare

Pessare sind Schalen, Würfel, Bälle oder Ringe, die in die Scheide eingelegt werden. Sie ruhen quer auf dem Beckenboden und sollen bei einer bestehenden Scheidenwand- oder Gebärmuttersenkung ein Vorfallen verhindern. Es gibt unzählige verschiedene Pessar-Modelle – von ovalen, leicht geschwungenen Ringen aus Hartplastik bis zu verformbaren, durchlöcherten Platten und aufblasbaren Kugelpessaren.

Jedes Pessar muss der Größe der Scheide angepasst werden. Wenn es zu klein ist, verrutscht es oder gleitet aus der Scheide heraus. Ist es auch nur geringfügig zu groß, bereitet es unangenehme Druckbeschwerden. Keine Frau hat das Tragen eines Pessars je als angenehm empfunden, und wenn sie nicht weiß, dass es auch noch andere Möglichkeiten gibt, hat sie letztlich nur die Wahl, welches das kleinere Übel ist – das Pessar oder die Beckenbodenprobleme.

Ist ein Pessar in der Scheide platziert, wird die Frau den Beckenboden so locker wie möglich lassen, da sie das Pessar unangenehm spürt, wenn sie den Beckenboden anspannt. Das ist natürlich gerade nicht vorteilhaft und verstärkt die Schwäche eher noch weiter. Ein weiterer Nachteil ist, dass weitaus nicht jedes Pessar von der Frau selbst in die Scheide eingelegt werden kann. Das bedeutet, sie muss dafür jedes Mal zum Frauenarzt, was nicht nur lästig ist, sondern für die Krankenkassen auch unnötig teuer, und außerdem fördert es die Unselbständigkeit der Frauen. Oftmals reagiert die Scheide mit leichtem Ausfluss auf den Fremdkörper, und nicht selten entzündet sich das Gewebe sogar.

Ein Pessar wird eine Senkung nie verbessern, sondern eher die Scheidenwände erweitern und den Beckenboden belasten. Es verhindert nur, dass die weichen Scheidenwände oder die Gebärmutter aus dem Scheideneingang heraustreten. Indem es die Scheidenwand anhebt, verringert sich vielleicht die Inkontinenz, aber nur, solange das Pessar in der Scheide bleibt.

Pessare werden oft eingesetzt, wenn eine Operation unumgänglich, aber momentan nicht möglich ist, z. B. weil eine Frau krank ist. Zuvor sind jedoch andere Maßnahmen eher einen Versuch wert, weil sie wenigstens die Chance bieten, die Beschwerden grundlegend zu bessern.

Akupunktur

Nur wenige Heilpraktiker und Ärzte verstehen sich auf diese sehr spezielle Form von Akupunktur, und die Erfolge sind dementsprechend unterschiedlich. In der traditionellen chinesischen Heilkunst ist Akupunktur jedoch auch bei Beckenbodenbeschwerden immer wieder heilend eingesetzt worden. Insbesondere können sich Beschwerden, die durch einen unangenehmen Abwärtsdruck aus dem Bauchraum oder durch eine Denervation ausgelöst werden, mit Akupunktur bessern.

Erfolge bei der Behandlung mit Akupunktur.

Die Krankenkassen übernehmen die Kosten für eine solche Behandlung in aller Regel jedoch nicht. Da eine Frau mit Beträgen zwischen 700 DM und 1.500 DM rechnen muss, sollte sie sich nur dann dafür entscheiden, wenn sie sicher sein kann, dass der Therapeut über das nötige Wissen und eine gehörige Portion Erfahrung verfügt. Grundsätzlich ist diese Behandlungsart zu empfehlen, aber noch viel zu unbekannt. Die besten Erfolge zeigen sich bei anfangs täglichen Sitzungen, die später individuell auf ein- bis zweimal wöchentlich reduziert werden. Zehn Behandlungen sind wohl immer erforderlich, eventuell auch mehr.

Medikamente

Bei Beckenbodenbeschwerden in und nach den Wechseljahren werden fast ausschließlich Hormonpräparate eingesetzt. Das hängt damit zusammen, dass bei Frauen in dieser Zeit die Östrogenproduktion in den Eierstöcken nachlässt, was dazu führen kann, dass das Gewebe in der Scheide weniger elastisch ist. Eine bereits bestehende Beckenbodenschwäche oder leichte Inkontinenz kann sich dadurch verstärken.

Gebräuchlich sind lokal anzuwendende Östrogenzäpfchen oder -cremes. Pillen sind nur dann sinnvoll, wenn der Arzt die Hormone noch aus anderen Gründen verordnet, z. B. um einer Knochenentkalkung (»Osteoporose«) vorzubeugen. Sie wirken wesentlich stärker als die Scheidentabletten.

Hormonpräparate können eine aufbauende Beckenbodengymnastik nicht ersetzen, und es wäre ein Trugschluss zu glauben, mit täglich einer Pille den Beckenboden wieder straffen zu können. Die durchblutungsfördernde Wirkung der Hormone wird auch durch eine Beckenbodengymnastik erreicht. Stellt die Frau fest, dass sich die Beschwerden durch ihren eigenen Körpereinsatz bessern oder ganz verschwinden, wird sie damit auch mehr Selbstbewusstsein bekommen. Den Erfolg einer eigenen Leistung wahrnehmen zu können, bedeutet eine fundamentale Steigerung des Selbstwertgefühls.

Was für ein Unterschied wäre es demgegenüber, wenn wir glauben müssten, der Erfolg sei auf eine medikamentöse Hormonbehandlung zurückzuführen! Wir wären abhängig von Rezepten und Arztbesuchen, und wir hätten wieder einmal das Gefühl, als seien Frauen in oder jenseits der Wechseljahre nicht mehr vollwertig.

Bei Beckenbodenbeschwerden jüngerer Frauen sind Hormonpräparate nicht angebracht, weil bei ihnen kein Hormonmangel besteht, es sei denn, die Eierstöcke wurden herausoperiert.

Pflanzliche oder homöopathische Mittel können unterstützend eingesetzt werden, um die Muskeln zu kräftigen oder eine nachlassende Hormonproduktion noch einmal zu aktivieren. Auch Bäder und Packungen sind oft sinnvoll.

Operationen

Eine Operation sollte grundsätzlich erst erfolgen, wenn alle anderen Behandlungsmöglichkeiten fehlgeschlagen sind. Keine Operation ist ohne Risiko. Häufige Komplikationen sind Thrombosen oder Vernarbungen sowie die Unfähigkeit, die Blase komplett zu entleeren (solcher »Restharn« kann Blasenentzündungen begünstigen). Seltener kommt es zu Harnverhalt, Wund- oder Lungenentzündung. Vernarbungen im tiefen Scheidenbereich ziehen oft Schmerzen beim Geschlechtsverkehr nach sich. Frauen sollten sich klar machen, dass eine Operation, die von der Scheide her ausgeführt wird, immer den Beckenboden dehnt und ihn dadurch belastet. Umso wichtiger ist es, dass sie spätestens nach dem Eingriff mit Beckenboden-Wahrnehmungsübungen und einem aufbauenden Beckenbodentraining beginnt.

Erst wenn alle anderen Behandlungen ohne Erfolg bleiben, sollte eine Operation in Erwärung gezogen werden.

Alle heute gängigen Operationstechniken zu beschreiben, wäre schon für sich ein Buch füllendes Thema. Wir haben die wichtigsten hier zusammengefasst:

Anheben einer vorderen Scheidenwandsenkung (»vordere Scheidenwandplastik«) Diese Operation wird durch die Scheide ausgeführt. Der Operateur festigt die dünne Gewebeschicht zwischen Harnröhre und Scheide und strafft die Scheidenwand, indem er ein Stück davon entfernt. Auch ein abgesackter Teil der Blase kann so wieder angehoben werden. Frauen müssen wissen, dass an der vorderen Scheidenwand Nervenendigungen liegen, die ihre sexuelle Empfindsamkeit und Orgasmusfähigkeit steigern (der so genannte G-Punkt). Bei einer vorderen Scheidenwandplastik kann sich das Sexualleben also erheblich verändern. Die empfindlichen Zonen sind dann verkleinert, oft sogar gar nicht mehr vorhanden; stattdessen befindet sich dort Narbengewebe.

Anheben der hinteren Scheidenwand (»hintere Scheidenwandplastik«) Liegt eine hintere Scheidenwandsenkung vor, so ist häufig ein Stück Mastdarm mit vorgefallen. Dieser Zustand wird meist erst dann erkannt, wenn der Vorfall bereits recht drastisch ist. Der Grund: Die Untersuchung auf dem gynäkologischen Stuhl findet am entlasteten Becken statt, das volle Ausmaß einer hinteren Scheidenwandsenkung wird aber erst deutlich, wenn die Bauchpresse voll eingesetzt wird, oder wenn die Scheide im Stehen bei bestehender Verstopfung abgetastet wird. Hier wird ähnlich wie bei der vorderen Scheidenwandplastik operiert. Zusätzlich verstärkt der Arzt oft den Effekt, indem er die von rechts und links vorbeilaufenden Muskelfasern des innersten Beckenboden-Hauptmuskels zwischen Scheide und After zusammenfügt.

Gebärmutterentfernung (»Hysterektomie«) und Anheben der Scheidenwände (»Scheidenwandplastik«) Liegt bei einer starken Gebärmuttersenkung kein Kinderwunsch mehr vor und sind zusätzlich eventuell Myome (gutartige Muskelknoten in der Gebärmutterwand) vorhanden, so empfehlen Ärzte oft die Entfernung des Uterus mit gleichzeitiger Anhebung der Scheidenwände. Eine Beckenbodenschwäche sollte jedoch nie der einzige Grund für eine solche eingreifende Operation sein. Leider verlieren Frauen heutzutage immer noch viel zu häufig dieses selbst nach abgeschlossener Familienplanung durchaus nicht überflüssige Organ. Auch wenn viele Frauenärzte gern zu solchen Operationen raten, sollte eine Frau vorher sorgfältig abwägen, ob Risiken und Folgen des Eingriffs tatsächlich gerechtfertigt erscheinen. Unter Zeitdruck sollte und braucht eine solche Entscheidung keinesfalls stehen.

Anheben von Blase und Harnröhre Besteht eine Urin-Inkontinenz ohne massive Scheidenwandsenkung, lässt sich die Lage von Blase und Harnröhre korrigieren, indem beide von oberhalb des Schambeines angehoben werden. Verbindende Nähte befestigen ihre neue Lage an sehnigen Bändern oder am Schambein selbst.

TVT (Tension-free Vaginal Tape) Übersetzt heißt dieser Begriff »spannungsfreies Scheiden-Band«. Es besteht aus netzartig versponnenen feinen Kunstfasern (Prolene-Fäden), die an ihrer Unterseite mit feinsten Widerhäkchen besetzt sind. Dadurch verrutscht das Band nicht, wenn es einmal richtig platziert ist. Dieses netzartige Band wird so befestigt, dass der Blasenschließmuskel darauf ruht, ebenso ein Teil des Blasenbodens und der Harnröhre. Da Harnröhre und Blasenboden mit Bindegewebe an der Scheidenwand befestigt sind, werden beide bei einer vorderen Scheidenwandsenkung mit nach unten gezogen. Der Blasenschließmuskel liegt in der Mitte des Scheidenverlaufs, also am »tiefsten« Punkt, und wird dadurch verzogen, geschwächt und undicht. Das TVT hebt ihn wieder in seine ursprüngliche Position und behebt dadurch auch die Inkontinenz.

Diese Operationsmethode ist verhältnismäßig neu. Der Hauptvorteil ist, dass keine Vollnarkose nötig ist, eine örtliche Betäubung reicht aus. Der Eingriff dauert nur 20 bis 30 Minuten. Die Scheide muss nicht übermäßig stark und lange auseinander gedehnt werden, für das Einführen des Bandes ist nur ein kleiner Längsschnitt an der vorderen Scheidenwand erforderlich. Hierfür löst der Arzt das feine Bindegewebe zwischen Scheidenwand und aufliegender Harnröhre bzw. Blasenboden und führt von dort das Band beidseitig hinter dem Schambein hoch, so dass es oberhalb des Schambeins links und rechts neben der Leiste wieder herauskommt. Zum Hochführen ist das Band an beiden Seiten an einem Führungsstab befestigt, der aussieht wie die Enden einer Rundstricknadel. An diesen Bändern kann der Arzt Harnröhre, Blasenschließmuskel und Blasenboden vorsichtig so weit hochziehen, dass trotz eines von oben »schiebenden« Bauchraumdrucks kein Urin mehr abgeht. Da die Frau während der Operation bei Bewusstsein ist, kann das Band entsprechend den individuellen Gegebenheiten positioniert werden: Sie hustet oder niest – und der Arzt befestigt das Band an der Stelle, an der die Blase dabei »dicht« ist. Die überstehenden Bandenden werden abgeschnitten. Die feinen Widerhäkchen sorgen dafür, dass es nicht verrutscht. Einen zusätzlichen festigenden Effekt bewirkt das Bindegewebe, das der Körper um das Band herum bildet.

Eine Operation, bei der keine Vollnarkose nötig ist.

Komplikationen sind bei TVT-Eingriffen seltener als bei den anderen Operationen. Einige Frauen müssen noch ein paar Tage im Krankenhaus bleiben, weil sie die Blase nicht gleich vollständig entleeren können, viele können aber schon am Tag des Eingriffs selbst entlassen werden. Der Nachteil der Methode liegt zurzeit noch darin, dass es noch keine Langzeiterfahrungen gibt – TVTs werden erst seit 1997 gelegt. Wichtig ist, dass eine Frau, die ein TVT legen lassen will, keine Kinder mehr bekommen möchte. Liegt das Band einmal, lässt es sich nicht mehr entfernen. Das TVT kann sich Veränderungen des Scheidenverlaufs während einer Schwangerschaft nicht anpassen, eine vaginale Entbindung sollte nach dem Legen des Bandes nicht mehr stattfinden.

»Ich habe eine Senkung«

Was bedeutet es für eine Frau, wenn der Arzt eine Senkung diagnostiziert? Wie empfindet sie dabei sich selbst? Die meisten erschrecken und reagieren voller Angst, sie empfinden Trauer und gewiss auch Resignation. Ihr Selbstbild wankt. Vielleicht verlieren sie dabei sogar den Boden unter den Füßen. Beschreiben Frauen ihre Gefühle, sagen sie oft: »Ich bin nach unten offen«, »ich bin verbraucht«, »ausgeleiert«, »da, wo ich eine Frau bin, bin ich alt«, »ich bin hässlich«, »für einen Mann unattraktiv«, »ich kann nicht mehr richtig funktionieren«, »ich bin nichts mehr wert«.

Ein weicher Beckenboden ist kein Makel – wir sollten aber wissen, wie wir ihn auch kraftvoll anspannen können.

Frauen leben dann eine große Strecke ihres Lebens mit dieser negativen Selbsteinschätzung. Oft bremst die innere Unsicherheit und Resignation die Entfaltung positiver Fähigkeiten. Wie schade! Denn Frauen mit einer Beckenbodenschwäche bzw. Senkung sind oft Frauen »höchster Güte«. Besitzen sie doch die von der Natur den Frauen gegebene Fähigkeit des Sich-öffnen-Könnens in ausgeprägter Weise. Und das ist beileibe kein Mangel, sondern ein Vorzug ganz besonderer Qualität. So ist es typisch für diese Frauen, dass sie ein offenes Ohr für die Belange, Nöte und Sorgen anderer Menschen haben, diese in sich aufnehmen und wahrhaftig mit ihnen teilen. Sie haben großes

Verständnis für andere und geben leicht zu viel von sich selbst. Sie sind fähig, ihre Liebe vielfältig auszustrahlen, und dies wird instinktiv von ihren Mitmenschen genutzt. Sie sind in unserer Lebensgemeinschaft von ungeheurem Wert, und an diesen Frauen darf es nie fehlen! Sie sollten keinesfalls ihre menschlichen Qualitäten verändern, denn es wäre ein großer Verlust, wenn sie die segensreiche Fähigkeit, sich – und somit auch ihren Beckenboden – anderen ganz zu öffnen, verlören.

Wohl aber müssen diese Frauen lernen, dass ihr Beckenboden auch eine enorme Kraft entwickeln kann. Die Reste dieser Kraft können immer aufgestöbert und trainiert werden, egal, wie alt und schwach sie sich fühlen. Ein schwacher Beckenboden ist also beileibe kein Makel, aber unser Leben wird fundierter und stabiler, wenn wir ihn in allen seinen ihm zugedachten Funktionen einsetzen können: Dass wir ihn weit öffnen können, wenn wir Liebe geben oder empfangen, dass wir ihn aber auch kraftvoll schließen, wenn die Lebenssituation dies verlangt.

Ein weicher Beckenboden ist also eher eine Auszeichnung. Für die Frau ist es nicht wichtig, wie weich er von Arzt oder Hebamme eingestuft wird. Zu beachten ist nur, dass sie möglichst keine Beschwerden hat. Die Chance, durch ein gezieltes Gymnastikprogramm sich selbst und den eigenen Beckenboden wieder gezielt einsatzfähig zu machen, sollte keine ungenutzt verstreichen lassen!

Wie sollten wir uns bei Beckenbodenbeschwerden verhalten? – Hinweise für den Alltag –

Wenn wir unseren Tagesablauf gedanklich durchgehen, werden sich viele Situationen finden, die den Beckenboden belasten. Das lässt sich leicht und ohne Mühe vermeiden – wenn man nur weiß, wie. Beckenboden schützend den Haushalt zu versorgen oder berufstätig zu sein, bedarf keinerlei Umstellung oder Umgewöhnung und verlangsamt keineswegs das Arbeitstempo. Indem wir lernen, unseren Beckenboden bei allen Verrichtungen mitarbeiten zu lassen, festigen wir unsere gesamte körperliche Basis und richten uns auf – auch seelisch. Haben wir bei einigen Arbeitsabläufen neue Verhaltensmuster integriert, wird der Beckenboden uns auch in anderen Bereichen des täglichen Lebens bewusster. Dieses Umdenken schult einen verantwortlichen und respektvollen Umgang mit unserem Körper, was Frauen mit einem weichen, nachgiebigen Beckenboden meist besonders nötig haben. Die Jahre der Säuglings- und Kleinkinderbetreuung lassen uns die total körperoffene Stellung als hauptsächliche Körperhaltung oft derart verinnerlichen, dass sie auch bei Tätigkeiten dominiert, bei denen dies vollkommen überflüssig ist.

Wir können den Beckenboden bewusst in jeder Alltagssituation einsetzen.

Wenn wir die nachfolgend aufgeführten Anregungen strikt befolgen, werden wir erstaunt feststellen, was sich alles verändert. Je stärker wir den Beckenboden bewusst in unser Leben einbeziehen, desto deutlicher wird uns, wie allumfassend seine Verbindung zu unserem Körper und Empfinden ist. Es scheint, als festigten wir damit gleichzeitig unser zentrales Inneres.

Stand und Gang

Im Stand zeigt sich ein weicher Beckenboden oft in einer etwas zusammengesackten Haltung. Das Körpergewicht ruht nicht gleichmäßig verteilt auf den Füßen, sondern wird hauptsächlich von den Fersen getragen. Genau das hat wiederum einen rundenden, Körper öffnenden Effekt (siehe Seite 47). So entsteht ein Wechselspiel, das den Beckenboden im Stand stets offen hält. Wir durchbrechen dies, indem wir das Gewicht bewusst wieder gleichmäßig auf den Füßen verteilen und unsere aufrechte Haltung mit dem Beckenboden dirigieren. Sofort nehmen wir eine leichte Spannung im Beckenboden, unteren Rücken und in den Bauchmuskeln wahr. Schultern und Nacken hingegen können entspannen.

Beim Gehen Schon beim Gehen können wir den Beckenboden einsetzen. Betonen wir das Aufsetzen des Fußes, liegt das Gewicht vor allem auf der Ferse. Der Gang erscheint leicht watschelnd und schwerfällig, der Beckenboden ist locker und offen. Betonen wir stattdessen das Abdrücken des Fußes, bekommen wir neben einem elastischen, aufrechten Gang eine gut fühlbare Spannung im Beckenboden. Wir können uns diese Art zu gehen leicht merken, wenn wir immer wieder daran denken, dass die Füße unseren Körper nicht zu sich heranziehen sollen, sondern uns vorwärts bringen, also vorandrücken sollen.

Beim Schieben eines Kinderwagens Hier bildet sich der etwas plumpe, körperoffene Gang besonders leicht heraus. Der Blick auf das Kind lässt die Mutter »weich werden«. Hinzu kommt, dass die Griffstange meist zu niedrig angebracht ist, so dass die Frauen geradezu eingeladen werden, sich vorzubeugen und damit zu runden und im Beckenboden zu öffnen. Wenn wir bedenken, dass eine Mutter mit zwei Kindern rund fünf Jahre lang täglich mindestens einmal ihre Kinder in Wagen oder Karre schiebt, wird klar, dass dies ihren Beckenboden schwächen muss, wenn sie ihn dabei konstant weich und locker hält. Schiebt die Mutter ihr Kind jedoch in diesen Jahren in aufrechter Haltung und betont dabei mehr das Abdrücken als das Aufsetzen des Fußes, wird allein dies ihren Beckenboden kräftigen, ohne dass sie mehr dafür tut.

Bei der Gartenarbeit Das Schieben einer beladenen Schubkarre ist extrem Beckenboden belastend. Jede Frau sollte versuchen, dies zu vermeiden. Die mittlere Beckenbodenschicht ist bei Frauen um etliches schwächer als bei Männern und kann dieser Belastung auf Dauer nicht standhalten. Wenn es absolut unumgänglich ist, sollten wir eine Schubkarre nicht schieben, sondern ziehen. Dann fällt es leichter, dabei aufrecht zu bleiben und den Beckenboden gespannt zu halten.

Heben und Tragen

Frauen mit schwachem Beckenboden sollten es vermeiden, schwere Gegenstände vom Boden anzuheben. Vielen fällt es aber leider meist besonders schwer, andere um Hilfe zu bitten oder Arbeit zu delegieren. Wenn etwas vom Fußboden aufgehoben werden muss, ist es sinnvoll, dies in stets gleich bleibendem Bewegungsablauf zu tun, egal, ob es sich um einen heruntergefallenen Schnuller handelt oder einen Korb voller Äpfel. Statt uns zu bücken, sollten wir mit aufrechtem Rücken und in

Schrittstellung in die Hocke gehen und auch so gerade wieder hochkommen.

Heben wir einen schweren Korb, müssen wir ihn in der Hocke erst auf dem Oberschenkel abstützen und von dort anheben. Wir integrieren sein Gewicht so in unsere Balance und können uns kerzengerade erheben. Beim Tragen halten wir ihn mit den Armen fest am Körper. Wenn wir den Rücken aufrecht und gerade halten, arbeitet der Beckenboden sicher und kräftig. Alles, was wir tragen, sollte oberhalb des Nabels und so dicht wie möglich am Körper gehalten werden, sei es ein Kind, ein volles Tablett oder ein Wäschekorb. Alles, was wir weiter von uns entfernt halten und unterhalb des Nabels tragen, belastet Beckenboden und Rücken, denn es zieht uns in die runde, körperoffene Haltung.

Tätigkeiten im Stehen

Abwaschen, Gemüse putzen, Bügeln und Wickeln verrichten wir wie vieles andere mehr im

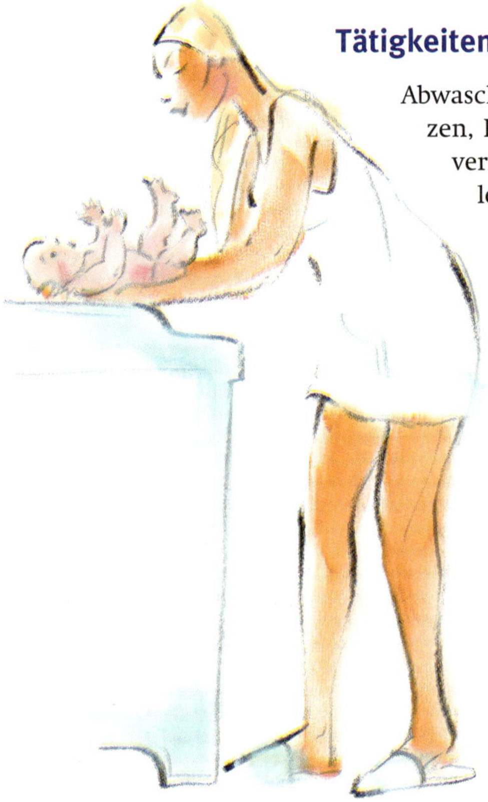

Abb. 22: Schrittstellung beim Wickeln

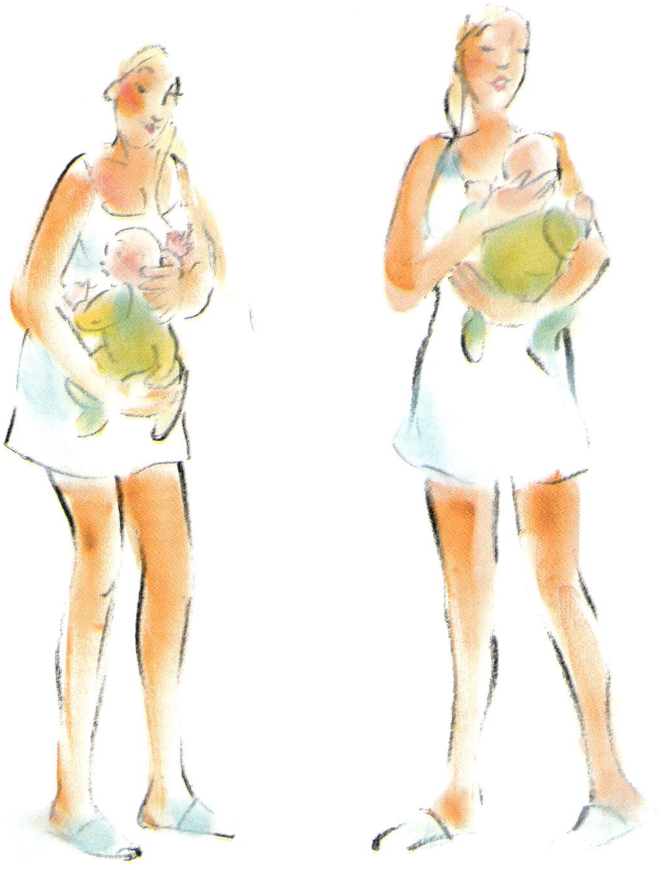

Abb. 23: Das Tragen des Babys (links falsch, rechts richtig)

Stehen. Da wir dabei auf etwas hinabschauen, geraten wir in die leicht körperoffene Haltung, und unser Beckenboden ist weich und locker. Das ist anders, wenn wir ein Bein zurückstellen – also in Schrittstellung – und unser Körpergewicht auf dem vorderen Fuß ruhen lassen. Müssen wir uns weiter vorbeugen, darf das Standbein leicht einknicken. Das Spielbein bleibt jedoch gerade und gestreckt. In der Schrittstellung entsteht eine gute Spannung im Beckenboden. Beugen wir uns vor, festigt er sich von selbst, wenn der Rücken gerade bleibt. Ermüdet das Standbein, wechseln wir die Stellung auf den anderen Fuß. In dieser Haltung sollten auch Baby oder Kleinkin-

Abb. 24: Tragen von Taschen (links falsch, rechts richtig)

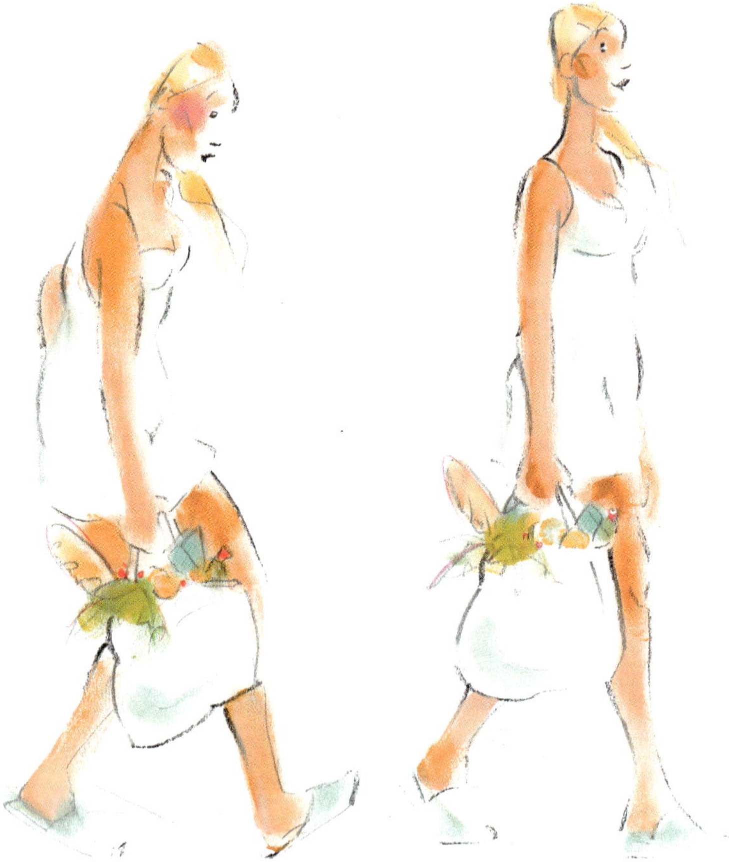

der aus Wiege oder Bettchen gehoben werden, um danach immer möglichst dicht und hoch am Oberkörper getragen zu werden.

Einkaufstaschen, Wassereimer und Ähnliches tragen wir an gestreckten Armen. Unsere Bauchmuskeln sind je nach Tragegewicht kräftig bis stark angespannt. Das Gewicht an den Armen zieht die Schultern leicht vor. Auch hier wird der Reflexpunkt im Rücken durch die leichte Rundung gelockert, und unser Beckenboden verliert seine Spannkraft. Beim Gehen mit diesen Lasten wird meist wieder das Aufsetzen der Füße betont, und der Bauchraumdruck schiebt ohne Gegendruck im Beckenboden nach unten. Hier können wir uns leicht helfen, indem wir unsere Schultern ein kleines Stück nach hinten nehmen, so dass wir die Arme etwas hinter der Körperachse und dem Hüftgelenk halten. Das zieht die Schulterblätter zusammen und festigt den Reflexpunkt für die mittlere Beckenbodenschicht im Rücken. Da er aufrecht und fest ist, kann auch der Beckenboden dem Bauchraumdruck mit Spannung begegnen, und wir behalten beim Tragen einen aufrechten Gang.

Staubsaugen und Wischen

Die meisten Frauen sind es gewohnt, Staubsaugerdüse, Mopp oder Schrubber leicht gebeugt vor sich hin- und herzubewegen. Hier gilt das Gleiche wie beim Abschnitt über die Schrittstellung bei Tätigkeiten im Stehen. Wenn wir gezielt nur den Boden direkt vor unseren Füßen säubern, bleiben wir aufrecht. Das heißt, wir nehmen uns kleinere Abschnitte vor, können dabei aber schneller und deshalb genauso effektiv arbeiten wie bei den weiträumigen, ausholenden Bewegungen in leicht vorgeneigter und damit körperoffener Haltung. Wir bewegen uns in kleinen, Zehen betonten Schritten, was den Beckenboden zusätzlich stimuliert.

Treppensteigen

Es sind immer ganz ähnliche Bewegungsabläufe, die sich auf Körper und Beckenboden öffnend auswirken. Wenn wir das Aufsetzen des Fußes auf die nächste Stufe betonen, beugen wir uns vor und drücken unser Gewicht auf den oberen Fuß. Wie immer verlässt den Beckenboden dabei seine Spannkraft. Viel besser arbeiten Beckenboden, Rücken und Bauchmuskeln zusammen, wenn wir uns von der unteren Stufe abdrücken, um federnd zur nächsten Stufe zu gelangen. Dabei achten wir besonders darauf, dass wir den Fuß erst dann auf die nächste Stufe setzen, wenn wir mit dem Standfuß fast auf den Zehenspitzen stehen. Die Devise lautet: »erst anheben, dann aufsetzen«. Dieses Anheben schließt und streckt. Gleichmäßig und aufrecht »gleiten« wir die Treppe hinauf. Unsere Beine bekommen dabei eine hervorragende Wadengymnastik, und ein solcher Treppengang sieht einfach auch gut aus.

Welche Kleidung?

Frauen mit einer Beckenbodenschwäche müssen darauf achten, dass ihre Kleidung den Bauchraumdruck zum Beckenboden hin nicht unterstützt. Das geschieht z.B. bei einem zu engen Taillenbund. Röcke oder Jeans, die im Stehen in der Taille gerade passen, verursachen beim Sitzen einen Abwärtsdruck im Bauchraum, weil sie dann zu eng sind. Bei gleichzeitig körperoffener Haltung entsteht so ein stark lockernder und öffnender Einfluss.

Um die Taille sollte also nur ein nachgiebiges, elastisches Bündchen getragen werden. Das ist besonders für Mütter nach der Geburt wichtig. Bei ihnen ist die Versuchung besonders groß, bald wieder Kleidung zu tragen, die ansonsten wieder gut passt, nur in der weichen Taille noch ein wenig stramm sitzt. Das wäre eine unnötige Belastung für den Beckenboden.

Was müssen wir beim Sport beachten?

Frauen, die sich sportlich betätigen, also körperlich leistungsfähig sind, haben generell seltener Beckenbodenbeschwerden. Besonders unter jungen Mütter jedoch gibt es eine beträchtliche Zahl, die trotz ihres Sports sehr starke und zunehmende Beckenbodenprobleme haben. Auffällig häufig betreiben sie Sportarten, die den Beckenboden anhaltend oder in kurzen, kräftigen Schüben belasten.

Bitte Vorsicht bei diesen Sportarten

Joggen Die Körperhaltung ist oft zusätzlich gerundet, z. B. beim Fersen betonten, federnden Springen. Joggen ist deshalb für Frauen nicht besonders vorteilhaft, auch wenn es den Kreislauf stabilisiert. Das Fersen betonte Aufspringen in gerundeter Haltung erzeugt im Beckenboden jedes Mal einen Druckimpuls und eine Erschütterung, die sich oft auch auf die Brüste unangenehm auswirkt. Senkungen von Gebärmutter und Scheidenwand können durch regelmäßiges Joggen zunehmen. Bei Frauen mit Inkontinenz-Beschwerden ist dies meist sehr eindeutig.

Tennis Viele Mütter brennen darauf, nach der Geburt schnell wieder Tennis zu spielen. Sie stehen schon auf dem Tennisplatz, sobald der Wochenfluss knapp ausgeklungen ist. Gerade bei diesem Sport sind dann allerdings Beckenbodenprobleme vorprogrammiert. Nachteilig sind insbesondere die großen Sprünge, bei denen beim Aufspringen in gerundeter Haltung der Arm ausholt, um mit kräftigem Schlag den Ball zu treffen. Dabei schiebt ein enormer Bauchraumdruck in den Beckenboden. Bei allen Frauen mit schwachem Beckenbodengewebe wird der ungeheure Druckimpuls die Schwäche verstärken. Die Belastung für den Beckenboden ist so groß, dass nur Frauen mit sehr kräftigen Beckenbodenmuskeln Tennis spielen sollten. Es ist übrigens auffällig, dass es keine Tennisspielerin von Weltrang gibt, die vaginal entbunden hat und ihre sportliche Leistungsfähigkeit beibehalten konnte.

Volleyball Hier sind es vor allem die Ballhochschläge, die den Ball in körperoffener Haltung kraftvoll von unten treffen und in diesem Moment des extremen Abwärtsdrucks einen perfekt arbeitenden Beckenboden voraussetzen.

Aerobic und allgemeines Fitness-Training Diese Sportarten beinhalten immer wieder Beckenboden belastende Elemente. Hier sind es wieder die Bauchmuskel kräftigenden Übungen und solche, die in gespreizt stehender Halbhocke ausgeführt werden, die anfängliche Beschwerden sehr bald in belastende verschlimmern können. Auch das Training an Geräten oder mit Hanteln kann den Bauchraumdruck so verstärken, dass der Beckenboden nicht genügend Kraft entgegensetzen kann. Im Angebot der Fitness-Center findet sich gelegentlich auch ein Training zur Beckenbodenkräftigung. Hier ist Vorsicht geboten! Außer der Aufforderung »Beckenboden anspannen!« wird meist weder anatomisches noch körperbezogenes Wissen vermittelt.

Vorsicht bei Trainingsangeboten zur Beckenbodenkräftigung im Fitness-Center!

Körpertraining, das mit Gewichten arbeitet oder unnatürlichen Kraftaufwand fordert, belastet den Beckenboden immer ganz außerordentlich. Viele Frauen, die im Fitness-Center ihre Beckenbodenschwäche wegtrainieren wollten, erleben das Gegenteil: Die Beschwerden nehmen erst recht zu.

Radfahren Hier bewegen wir uns immer in der körperoffenen Haltung. Der Beckenboden belastende Einfluss wird allerdings gemildert, denn das Körpergewicht ruht im Wesentlichen auf dem Sattel. Trotzdem übt das Radfahren in aufrechter Haltung und bei schwerem Fortkommen (Sandweg oder viel Gepäck) Druck auf den Beckenboden aus, so dass hier bestehende Beschwerden verstärkt werden. Nur in echter Rennfahrer-Haltung, wo das Becken auf gleicher Höhe mit Rücken und Kopf liegt, ist kaum eine Belastung vorhanden. Das Becken ist entstaut, der Kopf im Nacken leicht hochgezogen. Letzteres hat einen eher Körper schließenden und damit Beckenboden straffenden Effekt.

Diese Sportarten eignen sich gut

Eine Frau mit geschultem Beckenbodenbewusstsein erkennt bei der Sportart, die sie gerne ausübt, belastende Situationen sofort und kann eventuell einige Bewegungen abändern oder ganz auslassen. Wenn der Druck zu stark ist, kann sie auch versuchen, den Beckenboden vorher schützend anzuspannen. Und natürlich gibt es einige Sportarten, die sich positiv auf den Beckenboden auswirken.

Schwimmen Um dadurch allerdings einen therapeutischen Effekt erzielen zu können, müsste eine Frau täglich etwa 15 bis 20 Minuten durchgehend schwimmen. Alle Schwimmarten sind gut, Brustschwimmen wirkt sich jedoch am stimulierendsten auf den Beckenboden aus. Mütter mit kleinen Kinder schaffen es jedoch kaum, sich täglich für zwei Stunden freizumachen, um alleine in einem meist auch noch überfüllten, lauten Hallenbad zu schwimmen. Viele finden das überdies ziemlich langweilig und unerfreulich. Und mit kleineren Kindern schwimmen zu gehen, heißt meist, im nassen Badeanzug bis zu den Hüften im Wasser zu stehen. Dabei erkältet sich leicht die Blase, was bei Beckenbodenproblemen tunlichst zu vermeiden ist. Eine Möglichkeit wäre es dann, gemeinsam mit anderen Müttern schwimmen zu gehen, um sich in der Kinderbetreuung abzulösen, so dass jede ihr Pensum ungestört hinter sich bringen kann.

Schnelles Gehen (»Walking«) Es festigt den ganzen Körper und insbesondere das Becken. Der Körper bleibt durchweg in einer aufrechten Haltung, und die Gelenke werden nicht übermäßig beansprucht. Dieses schnelle Gehen ist sehr anstrengend. Anfängerinnen sollten sich nicht überfordern. Da es eine Aktivität ist, die an keinen Verein, keine Uhrzeit und keinen Geldbeutel gebunden ist, können wir sie besonders empfehlen.

Empfehlenswert!

Fechten Im Vergleich dazu ist das Fechten ein sehr kostspieliger Sport. Durch seine gezielten Stellungsvarianten schult er Körperbewusstsein und -beherrschung. Der Beckenboden wird nicht unter Druck gesetzt, sondern muss in seiner Funktion, die Körperhaltung zu dirigieren, sehr aktiv werden, was ihn kräftigt.

Tischtennis Dieser Sport ist wesentlich Beckenboden schonender als Tennis. Wir bewegen uns dabei auf kleinem Feld, schnelle Reaktionen und tänzelnde, den Vorderfuß betonende Beinbewegungen sind gefordert. Das Gewicht liegt überwiegend auf den Zehen. Beim Ballschlag kommt es nicht auf Kraft, sondern auf präzises, leichthändiges Schlagen an. Beides setzt geistiges und körperliches Reaktionsvermögen voraus, das den Beckenboden voll mit einbezieht.

Ballett oder tänzerische Gymnastik Vorteilhaft, sofern keine körperoffenen oder Beckenboden belastenden Haltungen gefordert sind. Deshalb sind insbesondere kleine und große Sprünge zu meiden, es sei denn, der Beckenboden kann dabei gut angespannt werden. Klassische Ballett-Exercices straffen den Körper und auch den Beckenboden in hohem Maße, weil die Muskeln ständig angespannt werden müssen. Alle Tänzerinnen haben einen exzellenten Beckenboden, was sich auch in ihrer stets aufrechten Haltung ausdrückt.

Reiten Hier ist darauf zu achten, dass die Erschütterungen sich möglichst wenig auf den Bauchraum übertragen. Da eine korrekte Haltung jedoch meist einen gespannten Beckenboden erfordert, können versierte Reiterinnen dabei durchaus einen Trainingseffekt erleben.

Inline-Skating Die moderne Variante des Rollschuhlaufens. Da wir auch hier unsere Balance trainieren, wirkt diese Art der Fortbewegung – wie auch Schlittschuhlaufen und Skifahren – sehr Beckenboden stimulierend.

Aufbauende Beckenbodengymnastik

Die Übungen dieses Gymnastikprogramms schulen das Bewusstsein für den Beckenboden und lassen die verfügbare Muskelkraft erkennen und nachhaltig stärken. Am besten ist es, das gesamte Programm im Laufe von ca. zehn Wochen zu turnen, wobei die Übungen aufeinander aufbauen. Das heißt, was man in der einen Woche geübt hat, wird bei den folgenden Übungen vorausgesetzt, so dass die Turnerei nach und nach immer etwas anspruchsvoller wird. Die Gymnastik eignet sich für Frauen jeden Alters – ob 25 oder 75 – und kann sowohl alleine, als auch in der Gruppe unter Anleitung durch eine Hebamme oder Krankengymnastin geturnt werden.

Natürlich ist es für die meisten Frauen am schönsten, in der Gruppe mit »Leidensgenossinnen« zu turnen, vor allem, wenn nicht alle gleich alt sind. Gerade solche gemischten Gruppen entwickeln einen ganz besonderen Teamgeist. Generationsschranken schwinden bei der intensiven Körperarbeit, und häufig entwickelt sich ein großes gegenseitiges Verständnis. Oft turnen Mütter mit ihren Töchtern zusammen. Diese Konfrontation mit der Arbeit am eigenen Körper, der gemeinsamen Weiblichkeit, lässt ein schwesterliches Miteinander entstehen. Beide erleben, dass eine Kräftigung des Beckenbodens auch immer eine Kräftigung im Selbstbild als Frau bedeutet, was ein tieferes wechselseitiges Verständnis fördert.

Stärkung des weiblichen Selbst-Bewusstseins

Unter diesem Aspekt ist es klar, dass nicht nur Frauen mit einer Muskelschwäche im Beckenboden von einer solchen Gymnastik profitieren, sondern alle, die sich in ihrer Rolle als Frau unvollkommen, verletzt, verloren, verkrampft, unfähig oder zu nichts nutze fühlen. Die Ursachen können sexueller Missbrauch im Kindesalter, Vergewaltigung, Gebärmutterverlust und schwierige Lebensphasen (Wechseljahre, sexuelle Probleme mit oder Trennung von dem Partner) sein.

Die Teilnahme an einem solchen Kursus ist für Frauen mit sexuellen Verspannungen oft ein Wendepunkt. Die durch Eigenarbeit erzeugte Kraftspannung berührt tiefe Blockaden und ermöglicht es, die Probleme im Kern wahrzunehmen. Diese Frauen sollten mit der Kursleiterin möglichst ein privates Vorgespräch führen, damit diese im Kursverlauf gegebenenfalls die Psychotherapeutin einbeziehen kann. Auch deshalb ist es wichtig, dass bei den Übungen nicht nur vermittelt wird, wie man Kraft und Spannung im Beckenboden aufbauen, sondern auch, wie man sie anschließend bewusst wieder loslassen kann.

Aus diesem Grund widme ich gut ein Drittel der Kurszeit Entspannungs- und sanften »Spiel«-Übungen, die uns wahrnehmen lassen, wie angenehm und gut sich ein entspannter Beckenboden nach »getaner Arbeit« anfühlen kann und darf. Dies zu erkennen und zuzulassen, ist eine Erfahrung, die besonders jene Frauen zu schätzen wissen, die ihren Beckenboden schon viele Jahre lang »irgendwie zugekniffen« haben und dort nur unschöne Gefühle kannten.

Sinnvoll sind die Übungen bei

- allgemeiner Beckenbodenschwäche,
- unfreiwilligem Harn- und Stuhlabgang,
- Gebärmutter- und Scheidenwandsenkungen,
- sexuellen Problemen,
- unerfülltem Kinderwunsch,
- unregelmäßigen Zyklen,
- zur Selbstfindung nach traumatischen Geburten, Gebärmutteroperationen und schwierigen Lebensphasen.

Faulsein gilt nicht!

Am besten ist es, einmal pro Woche unter Anleitung zu turnen und die gelernten Übungen täglich zu trainieren, so dass in der Folgewoche die nächste Übungsstunde auf der vorherigen aufbauen kann. Das ist jedoch kein Muss. Wer mehr Zeit braucht, bis das Programm einer Übungsstunde »sitzt«, kann sie sich ruhig nehmen. Jede sollte in ihrem eigenen Rhythmus turnen. Nur eines ist wichtig: Faulsein gilt nicht! Um Erfolge zu spüren, ist es erforderlich, wirklich täglich zu turnen. Jede Frau ist in der Lage, sich täglich für eine halbe Stunde – länger dauert das Programm nicht! – freizumachen. Es gehört nur ein wenig Disziplin dazu, den »inneren Schweinehund« zu überwinden und in dieser Pause nicht einfach die Füße hochzulegen – so verlockend dies auch ist. Die Gymnastik ist ja etwas, was wir nur für uns ganz alleine tun, für unser Wohlbefinden, unsere innere Stärke. Vielleicht ist es anfangs nötig, die Familie etwas daran zu gewöhnen, dass die Mutter auch mal Zeit für sich braucht – aber machbar ist es allemal, und das Verständnis dafür sollten Frauen konsequent bei Mann und Kindern einfordern. Wann geübt wird, ist gleichgültig. Morgens, mittags, abends – wann immer dafür Zeit ist.

Täglich eine halbe Stunde für das eigene Wohlbefinden – so viel Zeit sollte sein!

Das Vorgespräch (mit Beckenboden-Beurteilung)

Jedem aufbauenden Beckenbodentraining sollte ein individuelles Vorgespräch mit jeder Teilnehmerin vorausgehen, in dem die ganz persönliche Situation mit den Beschwerden besprochen wird. Sie bekommt dabei eine Basisinformation zur Beckenbodenarbeit, damit sie nachvollziehen kann, was sie in den künftigen Wochen erwartet. Da die Beckenbodenmuskeln an Scham- und Kreuzbein gemeinsame Ansatzpunkte mit Bauch- und Rückenmuskeln haben, werden diese durch die Beckenbodenarbeit stark mit angeregt. Das ist für beide Muskelgruppen ungewohnt, denn die Bauchmuskeln bewegen wir meist vom Zwerchfell aus nach unten, z. B. beim Tragen oder Schieben. Auch die Rückenmuskulatur wird meist eher vom Schultergürtel aus aktiviert.

Die ungewohnte von unten stimulierte Muskelarbeit beim Beckenbodentraining kann eventuell ein leichtes Ziehen in Bauch und/oder Rücken verursachen, weil die Muskeln in ungewohnter Weise benutzt werden. Ist in den ersten Tagen des Kurses also ein solches Ziehen über dem Schambein zu spüren, besonders beim Aufstehen und Hinsetzen, so ist dies nicht etwa – wie viele meinen – eine beginnende Blasenentzündung, sondern eine gesunde Reaktion in Form eines leichten Muskelkaters, denn gerade über dem Schambein sind die Bauchmuskeln besonders weich. Am Rücken sind es die beiden langen Muskelstränge, die links und rechts neben den Wirbelfortsätzen entlang der Wirbelsäule verlaufen. Aktivieren wir diese Muskelstränge, kommt es vor, dass uns eventuell kleine Unebenheiten der Wirbelsäule bewusst werden, die leichte Rückenschmerzen verursachen können. Letztlich ist es aber sehr vorteilhaft, diese Muskulatur zu kräftigen, und die Beschwerden werden im Lauf des Kurses verschwinden, je mehr trainiert wird. Das zeigt den nützlichen Nebeneffekt dieser Übungen: Die Muskeln können die Wirbelsäule besser stabilisieren und stützen.

Ein schwacher Beckenboden wird anfangs oft mit dem Schultergürtel ausgeglichen.

Es ist auch gut möglich, dass in den ersten Wochen des Kurses Verspannungen im Schulter- und Halswirbelbereich auftreten, ebenso leichte Kopfschmerzen. Das liegt am spontanen Verhalten vieler Frauen mit schwachen Beckenbodenmuskeln, mit dem Schultergürtel die Arbeit zu kompensieren, die der Beckenboden selbst (noch) nicht leisten kann. Mit zunehmender Kraft im Beckenboden werden diese Beschwerden verschwinden.

Auf individuelle Einschränkungen wird Rücksicht genommen

Die Beckenbodenarbeit regt unseren gesamten Kreislauf enorm an. Weil wir uns so sehr konzentrieren und der Beckenboden unser tiefstes Ich an Eigengefühlen beherbergt, können wir sagen, dass Geist, Körper und Seele gleichermaßen auf- und angeregt werden. Für die Kursleiterin ist es wichtig zu wissen, ob sie beim Turnen auf körperliche Schwachpunkte der einzelnen Teilnehmerin achten muss: Gibt es Herz- oder Kreislaufprobleme? Wie hoch ist ihr Blutdruck? Ist er hoch, muss er vor und nach dem Training kontrolliert werden, um zu sehen, ob und wie er sich verändert. Bei Frauen mit Diabetes ändert sich der Insulinbedarf. Frauen mit Multipler Sklerose können von den Entspannungs- und kräftigenden Übungen profitieren, dürfen sich aber nicht überanstrengen – und darauf muss die Kursleiterin mit achten. Natürlich müssen auch Bewegungseinschränkungen oder körperliche Behinderungen besprochen und berücksichtigt werden.

Vor allem werden aber die vorhandenen Beckenbodenprobleme besprochen. Gemeinsam gehen wir Ursachen und Werdegang durch. Besteht eine Inkontinenz, frage ich gezielt nach Problemen aus der Kindheit. Es ist eher selten, dass diese nicht schon in Form von Blasen- und Nierenbeckenentzündungen, Bettnässen oder häufigem Harndrang erfahren wurden und auf einen Schwachpunkt hinweisen. Dabei ist es unerheblich, ob die Beschwerden durch eine erbliche Anlage oder seelisch belastende Erlebnisse ausgelöst wurden.

Dem Gespräch folgt eine vaginale Untersuchung, wie sie auf Seite 137 beschrieben wurde. Dafür ist kein gynäkologischer Stuhl erforderlich. Die Frau kann sich auf einer Liege, im Rücken durch gemütliche Kissen gut abgepolstert, viel besser entspannen, besonders natürlich, wenn die räumliche und menschliche Atmosphäre dazu einlädt.

Alle Schwachpunkte und Stärken ihres Beckenbodens können der Frau so verständlich gemacht werden. Ein paar speziell auf ihre Bedürfnisse abgestimmte Übungen können ihr schon mit auf den Heimweg gegeben werden. Es kommt auch vor, dass ich auf Grund des Gesprächs oder des Untersuchungsbefundes von einer Teilnahme an einem Beckenbodentraining vorerst abrate. Selten liegt der Grund dafür im körperlichen oder seelischen Zustand. Eher ist es so, dass diese Frau Einzelübungsstunden braucht, weil sie kaum oder keinen Zugang zu diesem Körperbereich findet, oder weil eine so ausgeprägte Senkung vorherrscht, dass eine Gymnastik ohne vorbereitende Einzelübungsstunden diese eher noch verstärken würde.

Daran wird klar, wie wichtig dieses Vorgespräch mit der Beckenbodenbeurteilung ist. Es ist für mich unverständlich, warum Krankengymnastinnen auch heute noch nicht vaginal untersuchen dürfen, obwohl es in anderen Ländern Europas in der Ausbildung und im Berufsleben selbstverständlich ist.

Die Hockergymnastik

Die Hockergymnastik ist das »Herzstück« der gesamten Gymnastik. Sie steht am Anfang einer jeder Übungsstunde und ist am leichtesten auch alleine zu turnen. Übungen auf dem Hocker sind an sich nicht neu. Die Hockergymnastik ist schon immer überwiegend in der Gynäkologie eingesetzt worden, aber erst durch ein fundiertes Wissen um die Funktionen der einzelnen Beckenbodenschichten kann sie dazu anleiten, gezielt Kraft im Beckenboden einzusetzen und zu halten. Beim Turnen wird eine konzentrierte Selbstbeobachtung erzwungen, die für Frauen in dieser Art oft fremd ist. Uns selbst dort genau zu beobachten, wo wir unsere Schwachstelle wissen, kostet anfangs etwas Überwindung, denn diese Schwäche haben wir bislang meist vor uns selbst und insbesondere vor anderen versteckt.

Die Durchblutung im ganzen Beckenbereich wird erhöht.

In sitzender Ausgangsstellung bietet es sich an, das Becken aufzurichten und zu kippen und den Oberkörper über dem Becken zu drehen, zu beugen und seitlich zu neigen. Die Arme können in diese Bewegungen gymnastisch mit einbezogen werden und so Schultern und Brustbereich kräftigen. Auch die Beine arbeiten bei einigen Übungen mit, was wegen des Körper öffnenden Effekts im Beckenboden schon ein gutes Maß an Bewusstsein und Kraft voraussetzt. Das Aufrichten und Kippen des Beckens in Verbindung mit An- und Entspannen der dortigen Muskeln erhöht die Durchblutung im ganzen Beckenbereich. Das wirkt stimulierend auf die dort liegenden Organe und regt, ganz offensichtlich auch durch die erhöhte Wahrnehmbarkeit, die Produktion der Sexualhormone an. So passiert es häufig, dass Mütter von kleineren Babys während der Kursteilnahme wieder ihre erste Regelblutung bekommen.

Wie der Zyklus sich verändern kann

Frauen erfahren ihr Zyklusgeschehen dadurch insgesamt intensiver. In der ersten Hälfte nehmen sie die größere Spannkraft in sich wahr. Nicht selten bewirkt die Gymnastik eine gesteigerte Schleimabgabe. Die Hormone des Gelbkörpers, die in der zweiten Zyklushälfte aktiv werden, haben eine entspannende Wirkung. Frauen müssen sich in dieser Zeit mit mehr Überwindung an die Turnerei machen, und gefühlsmäßig scheint etwas von der erarbeiteten Kraft zu schwinden. Am ersten Tag der Menstruation kann es zu einer leicht verstärkten Blutung kommen, und bei einigen Frauen tritt ein Wundheitsgefühl auf. Bei vielen lösen sich Verspannungen, und Regelschmerzen klingen schneller ab. Bei unregelmäßigen Zyklen hat die Gymnastik einen regulierenden Effekt, wobei dies auf Dauer jedoch noch von anderen Faktoren abhängt. Es ist zu bedenken, dass die Gymnastik so aktivierend auf die Geschlechtsorgane wirkt, dass unbedingt ein sicheres Verhütungsmittel benutzt werden sollte, wenn keine Schwangerschaft gewollt ist. Bei unerfülltem Kinderwunsch hingegen kann ich diese Gymnastik wärmstens empfehlen, am besten bei gleichzeitiger Beratung in »natürlicher Familienplanung« (NFP, Adresse siehe Seite 212).

Frauen mit einer starken Senkung oder schon einem leichten Gebärmutter-Vorfall sollten vorweg mehrere Einzelstunden bei einer Hebamme oder Krankengymnastin absolvieren, denn für sie ist der richtige Einsatz der Muskeln in Verbindung mit Beckenschwingen und fließendem Atmen von großer Bedeutung.

Schneller Erfolg

Der Erfolg der Gymnastik ist relativ schnell spürbar. Nicht selten berichten Kursteilnehmerinnen schon nach der dritten Übungsstunde: »Letzte Woche habe ich mir das erste Mal die Zähne geputzt, ohne mich dabei nass zu machen«, »ich muss nachts nur noch einmal aufstehen, um zur Toilette zu gehen«, »ich kann schon wieder mit meinen Kindern toben, ohne dass mein Slip nass wird«.

Der Hocker Er muss eine gute Sitzfläche (ca. 40 x 40 Zentimeter) haben und darf weder zu hoch noch zu niedrig sein. Im Sitzen sollte an Knien und zwischen Oberschenkel und Rumpf etwas mehr als ein rechter Winkel entstehen. Beim Aufrichten und Kippen des Beckens bleiben die Schultern in gerader Linie darüber und neigen sich nicht etwa weit vor oder hinter das Becken zurück. Beides sollte eher eine leichte Bewegung sein, so dass weder eine starke Rundung nötig ist, noch je ein Hohlkreuz entsteht.

Einatmen – Ausatmen

An- und Entspannung dürfen nicht synchron zu den Wippbewegungen des Beckens erfolgen. Das ist ein wichtiger Punkt im Ablauf dieser Gymnastik, wenn eine kraftvolle Spannung im Beckenboden erhalten bleiben soll. Bei herkömmlicher Hocker- und Beckenbodengymnastik wird die Spannung im Beckenboden während der Ausatmung gesteigert und das Becken gleichzeitig aufgerichtet. Bei der Einatmung wird es gekippt, die Muskeln werden entspannt, und die Frau richtet sich dann mit dem Oberkörper wieder auf. Das fördert eine zu starke Pumpbewegung des Kreislaufs im Becken und baut keine anhaltende Kraft auf. Wenn der Beckenboden im täglichen Leben seine Kraft bei Belastung plus Bewegung halten muss, helfen diese Übungen gar nichts. Im Gegenteil – die Frau wird gewohnt sein, ihren Beckenboden im Rhythmus der Atmung anzuspannen und lockerzulassen.

Außerdem ist das Einatmen der aktive, das Ausatmen der passive Teil der Atmung. Ausatmen hat immer einen entspannenden Effekt. Wenn die Frau dabei in die runde Körperhaltung geht, sind dies gleich zwei Elemente, die öffnend auf den Beckenboden wirken. Aus diesem Grund ist die Gefahr des »Herabdrückens« bei schwächerer Muskelspannung groß. Hier liegt auch der Schwachpunkt bei Frauen mit starken Senkungsbeschwerden, und es wird klar, warum sich die Beschwerden trotz Gymnastik bei herkömmlichen Übungen manchmal verschlimmern.

Das Übungsprogramm

Keine Übung überspringen!

Das im Folgenden aufgeführte Übungsprogramm basiert auf jahrzehntelanger, gründlicher Erfahrung. Niemand sollte deshalb versuchen, die anfänglich langwierig und vielleicht sogar langweilig erscheinenden Übungen zu überspringen! Dieser verhältnismäßig langsame und gründliche Einstieg hat sich vielfach bewährt.

Wir können die Übungen nicht bis ins kleinste Detail hinein beschreiben. Wir empfehlen deshalb, die Übungen mit Hilfe der CD zu erlernen oder – noch besser! – einen zehnwöchigen Kurs in aufbauender Beckenbodengymnastik zu belegen (bei einer Hebamme oder Krankengymnastin).

Erste Übungsstunde

- **Einstimmung**
- **Trockenübung**
- **Hände in verschiedenen Positionen**

In der ersten Übungsstunde liegt das Schwergewicht auf der Trockenübung als Kern der Hockergymnastik. Dabei wird die Atmung während des Kraftaufbaus noch nicht einbezogen. Viele Frauen atmen sonst durch die ungewohnte Konzentration weniger tief oder halten den Atem sogar kurz an. Wer feststellt, dass der Atem nicht mehr fließt, sollte bewusst darauf achten, dass die Atmung nicht unterbrochen wird.

Die Einstimmung

Jede Übungsstunde sollte mit der Einstimmung beginnen. Egal, ob wir zu Hause turnen oder an einer Gruppengymnastik teilnehmen – durch die Einstimmung erlernen wir eine sichere, gute Sitzhaltung, die uns durch den Wiederholungseffekt auch im Alltag bald selbstverständlich wird. Menschen mit Beckenbodenproblemen haben meist eine schlechte Sitzhaltung, und das schon seit langer Zeit, so dass ihnen die richtige Haltung anfangs recht schwierig erscheint. Durch die Einstimmung finden wir liebevoll-sanft, aber gezielt zu unserem Beckenboden. Auch hier wird der Wiederholungseffekt rasch dafür sorgen, dass wir diese Körperregion immer schneller finden.

Die Einstimmung finden Sie nur auf der CD. Eine solche Konzentrationsübung, bei der wir erst einmal ein Gefühl für den Beckenboden entwickeln, würde sich niedergeschrieben recht seltsam lesen. Beim Hören und Mitmachen jedoch können wir uns ganz dem Beckenboden widmen. Das ist die beste Voraussetzung, um anschließend konzentriert und mit Freude zu turnen.

Die Trockenübung

Nach der Einstimmung öffnen wir die Augen wieder und schauen vor uns auf den Boden, um uns ganz auf uns selbst konzentrieren zu können. Ganz sanft, als sei es nur die Haut an den Schamlippen, »ticken« wir diese von den Seiten her an und lassen sanft Spannung in diese unterste Beckenbodenschicht »hineinrieseln«. Nun versuchen wir herauszufinden, wie viel Kraft dort einsetzbar ist, und zwar ohne Oberschenkel oder Gesäßmuskeln anzuspannen, und möglichst auch ohne Einsatz der Bauchmuskulatur. Ein leichter Zug über dem Schambein lässt sich anfangs oft nicht vermeiden, aber der Bauch sollte nicht vor Anspannung hart werden.

- Wir versuchen, während des Kraftaufbaus gefühlsmäßig am U-Muskel mehr Spannung aufzubauen und spüren, wie der Afterschließmuskel dabei ganz von selbst mitarbeitet. Dann konzentrieren wir uns genau darauf und versuchen, ihn gezielt anzuspannen, der U-Muskel macht dabei mit. So wechseln wir hin und her, um alle diese Bereiche in das Spannungsfeld mit einzubeziehen.

- Nun versuchen wir, das zentrale Haltekreuz mit anzuheben, und zwar so sanft, als würden wir mit den Lippen einen Kirschkern vom Tisch aufnehmen wollen. Das zentrale Haltekreuz ist ein Verbindungspunkt vom unteren zum mittleren Beckenbodenpaket (siehe Seite 28). Deshalb wird beim sanften Anheben des Haltekreuzes der Zug von der unteren auf die mittlere Beckenbodenschicht übertragen.

- Diesen von innen kommenden Zug nehmen wir an und verstärken ihn, indem wir die Sitzbeinhöcker gezielt von innen zueinander ziehen. Hierbei wird das knöcherne Becken in seiner Form verändert, was zur Folge hat, dass sich Oberschenkel- und Gesäßmuskeln sowie Bauch- und Rückenmuskeln mit anspannen.

Besonders wichtig: Wenn richtig am zentralen Haltekreuz gezogen wird, entsteht kein nach unten führender Bauchraumdruck!

- Da die Reflexzone der mittleren Beckenbodenschicht zwischen den Schulterblättern liegt, fühlen wir hier eine leichte Spannung. Der Rücken richtet sich auf, Gesäß- und Oberschenkelmuskeln »heben« uns an, als ob wir etwas wachsen würden.

- Wir kontrollieren, ob wir die Sitzbeinhöcker tatsächlich so dicht wie möglich zusammengezogen haben und leiten diese Spannung dann an den innersten Hauptmuskel weiter. Da dieser fächerförmige Muskel am unteren Kreuzbein bündelförmig verankert ist, hilft uns dabei die Vorstellung, als würden wir den Afterschließmuskel fest zusammenschnüren und an der Innenseite des Kreuzbeines heraufziehen.

- Wenn der innerste Hauptmuskel in dieser Weise voll mit einbezogen wird, bekommt der ganze Körper eine leichte Spannung. Er sollte sich aber nicht verkrampfen – die Schultern dürfen nicht zu den Ohren hochgezogen und die Oberarme nicht dicht an den Körper herangezogen werden!

- Nachdem wir den Beckenboden derart »hochgesaugt« haben, lassen wir alle Spannung wieder los. Wir schließen die Augen und lassen unseren Atem den Beckenboden finden. Er darf ihn »streicheln« und trösten. Von Beginn der ersten Anspannung bis zum Lockerlassen sollen etwa 30 Sekunden vergangen sein.

Die Trockenübung im engen Sinne besteht nur in dieser ersten Position, bei der die Hände auf den Oberschenkeln ruhen, da sie immer im Anschluss an die Einstimmung und ganz langsam ausgeführt wird. Der Atem sollte dabei frei und ruhig fließen. In dieser Form wird die Übung dreimal wiederholt.

Hände in verschiedenen Positionen

Nun wiederholen wir die Beckenbodenarbeit mit gebührenden Entspannungspausen in insgesamt fünf Positionen:

1. die Hände fassen unter den Sitz;
2. eine Hand liegt auf dem Bauch, die andere im Rücken auf dem Kreuz;
3. die Hände liegen auf den Schultern, wobei auch die Ellenbogen bis in Schulterhöhe angehoben sind;
4. mit in Schulterhöhe ausgestreckten Armen;
5. mit tief in die Hüfte gestützten Händen.

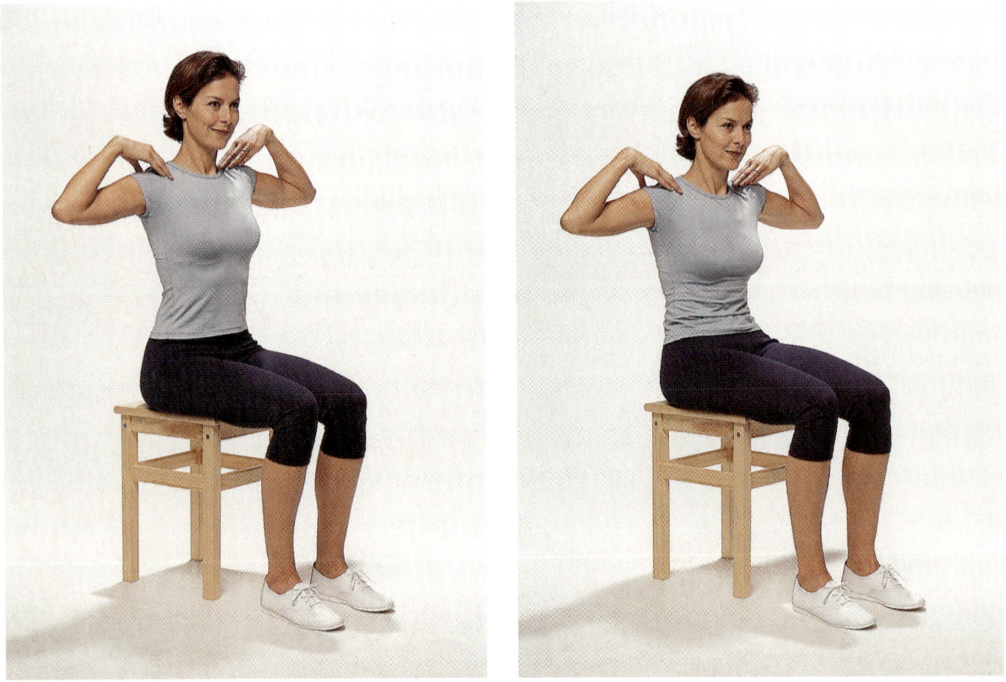

Abb. 25: Position 3: Die Hände liegen auf den Schultern. Links bei der Einatmung, rechts bei der Ausatmung mit kleinem Knick (siehe Seite 178).

Die Hände bewegen sich dabei von Position zu Position von unten bis in die Höhe und wieder zurück, wobei wir den Beckenboden ganz unterschiedlich wahrnehmen und die Übungen auch als verschieden schwierig empfinden. Schon wenn die Hände die Schultern fassen, scheint unser Beckenboden »weit weg« zu sein. Die schwierigste Position ist Nr. 4, wenn die Arme in Schulterhöhe zur Seite gestreckt sind. Dann müssen wir alle unsere Konzentration aufbringen, um die Kraft im Beckenboden festzuhalten. Besonders die Sitzbeinhöcker haben meist die Tendenz, klammheimlich wegzugleiten.

Diese Übungen finden Sie alle genau angeleitet auf der CD.

In jeder neuen Händeposition nehmen wir vor Beginn der Übung erst einmal den Beckenboden weich und entspannt wahr, wie es auf der CD vermittelt wird. Dieser Wechsel zwischen Entspannung und Anspannung ist wichtig, um eine zu hohe Grundspannung zu verhindern und bewusst Kraft aufbauen zu können.

Einige Frauen sitzen bei den Übungen gern auf der vorderen Hälfte des Hockers anstatt auf der ganzen Sitzfläche. Fühlen sie sich dabei wohler, ist dies erlaubt. Vielleicht wollen die Füße im Eifer des Turnens auch nicht ruhig stehen. Sie dürfen sich gerne bewegen, sollten aber auf dem Boden stehen bleiben. Mit der Zeit werden sie meist von allein ruhiger.

Zweite Übungsstunde

- **Einstimmung**
- **Dreimalige Trockenübung mit sanftem Knick**
- **Hände in verschiedenen Positionen mit sanftem Knick und bewusster Atmung**

In der ersten Woche haben wir bereits den Beckenboden besser wahrnehmen gelernt und versucht, Schicht für Schicht darin Kraft aufzubauen. Wir haben gemerkt, dass schon die verschiedenen Positionen der Hände den Zugang zum Beckenboden stark beeinflussen. Nun wollen wir erfahren, welchen Einfluss es hat, wenn der Körper gerundet ist und wie wir dieses Element in die Übung integrieren. Die Rundung bauen wir ein, wenn das untere und mittlere Beckenbodenpaket nacheinander angespannt worden sind.

Wir knicken dabei in der Taille etwas ab, indem wir so tun, als würden wir das Schambein zum Nabel hochziehen. Die Schultern bleiben dabei über den Hüften. Die Bewegung geht allein vom Becken aus. Die Rundung bringt uns in die körperoffene Position (siehe Seite 47), was auf den Beckenboden immer einen entspannenden Effekt hat. Nun wollen wir aber gerade lernen, den Beckenboden in dieser Position mitarbeiten zu lassen und dem Bauchraumdruck Widerstand entgegenzusetzen, so dass wir z. B. eine große, gefüllte Auflaufform aus dem Backofen holen können, ohne den Beckenboden loszulassen. Wir probieren das aus, indem wir diese Szene kurz schauspielern – einmal mit angespanntem, einmal mit lockerem Beckenboden.

Auch beim Wiederaufrichten kommt dem Beckenboden eine wichtige Aufgabe zu. »Dirigiert« er diesen Bewegungsablauf, wird die Wirbelsäule von den sie stützenden Muskelsträngen von unten her aufgerichtet.

- Wir setzen uns gerade auf den Hocker, unsere Hände ruhen auf den Oberschenkeln, und wir beginnen erst einmal mit der Einstimmung. Danach können wir den Beckenboden angenehm warm und weich stehen lassen, unsere Augen öffnen und vor uns auf den Boden schauen.

- Ganz sanft, als würden wir nur die Haut an den Schamlippen fassen wollen, ticken wir die unterste Beckenbodenschicht von der Seite an und lassen Spannung in diese feinen Muskeln »hineinrieseln«. Dabei beobachten wir, wie viel Spannung der Körper von sich aus dorthin schickt. Wir wissen jetzt schon, dass wir diese Spannung verstärken können, indem wir Afterschließmuskel und U-Muskel mit einbeziehen, ohne Gesäß und Oberschenkel mit anzuspannen.

- Erst wenn wir keine weitere Spannung mehr aufbauen können, heben wir das zentrale Haltekreuz mit an und achten darauf, wann der von innen kommende Zug die Sitzbeinhöcker zueinander zieht und verstärken ihn dann genau in diesem Moment. Oberschenkel-, Bauch-, Gesäß- und Rückenmuskeln arbeiten mit, und wir ziehen die Sitzbeinhöcker nun mit aller uns zur Verfügung stehenden Kraft fest zusammen.

- Hier halten wir inne, halten die Spannung und knicken in der Taille etwas ein, so dass sich der Rücken etwas rundet (siehe Abb. 25, S. 176). Dabei scheint sich der Beckenboden zu entspannen, besonders der U-Muskel möchte loslassen. Um dies zu verhindern, ziehen wir das zentrale Haltekreuz so in uns hinein, dass wir es richtig gut fühlen können. Das hält auch den U-Muskel angespannt.

- Jetzt setzen wir uns kerzengerade auf und halten dabei die Spannung im gesamten Beckenboden unvermindert aufrecht, was anfangs recht schwierig ist.

- Erst dann heben wir das untere und mittlere Beckenbodenpaket gemeinsam von unten her bis zum innersten Hauptmuskel an und ziehen es noch einmal kräftig in uns hinein, bevor wir alles loslassen und entspannen.

Wie fühlt sich der Beckenboden jetzt an? Manche Frauen nehmen die Aktivität als sanftes »Summen« oder »Klingeln« wahr. Damit wird uns diese Körperzone sehr bewusst, aber haben wir sie jetzt auch ganz losgelassen? Können wir den einfließenden Atem dorthin schicken? Erst wenn wir meinen, dies alles bewusst wahrnehmen zu können, wiederholen wir die Übung, und machen sie nach einer gebührenden Entspannungs- und Nachfühlpause noch ein drittes Mal.

Der richtige Ablauf der Beckenbodenarbeit bei der Ein- und Ausatmung

Warum der richtige Ablauf der Beckenbodenarbeit bei der Ein- und Ausatmung so wichtig ist, lässt sich am besten an einem praktischen Beispiel aus dem Alltag nachvollziehen. Wir stellen uns vor, ein etwa drei Jahre altes Kind ist auf dem Heimweg gestürzt, und nun wollen wir es tröstend die restlichen 50 Meter bis zum Haus tragen. Durch das Tragen dieser etwa 17 kg schweren Last entsteht ein Bauchraumdruck, gegen den unser Beckenboden mit angemessener Spannung reagieren sollte. Damit verhindert er, dass Blase, Gebärmutter und Mastdarm durch den Bauchraumdruck nach unten geschoben werden. Diese Spannung muss während der ganzen Zeit der Belastung konstant erhalten bleiben – z.B. beim Öffnen der niedrigen Gartenpforte ebenso wie beim Ein- und Ausatmen. Das ist aber gar nicht so leicht möglich – meist lässt die Spannung beim Ausatmen automatisch nach.

Beim Ausatmen lässt die Spannung automatisch nach.

Um die Atmung bewusst einsetzen zu können, müssen wir einige grundlegende körperliche Abläufe während der Atmung verstehen:

1. Bei jeder Einatmung hebt sich der Brustkorb leicht an, der Bauchraum wird durch das nach unten gedrückte Zwerchfell etwas weiter, die Wirbelsäule richtet sich auf. Der Beckenboden kann dieses Aufrichten unterstützen, indem wir den zusammengeschnürten Afterschließmuskel an der Innenseite des Kreuzbeins hochziehen. Das knöcherne Becken bewegt sich dabei sanft nach hinten. Der Beckeneingang vom oberen Schambein zum oberen Ende des Kreuzbeins steht leicht schräg.

Die Einatmung ist der aktive Teil der Atmung. Die über Kreuz angebrachten Muskeln zwischen den Rippen heben und weiten den Brustkorb. Die Lunge dehnt sich aus, das Zwerchfell wölbt sich weit in den Bauchraum hinein.

2. Bei der Ausatmung kehrt sich dieser Prozess um. Der Brustkorb senkt sich durch die ausfließende Atemluft etwas, der Bauchraum wird durch das zurückgleitende Zwerchfell kleiner, die Wirbelsäule rundet sich etwas. Deshalb ist es immer schwieriger, eine Spannung im Beckenboden beim Ausatmen zu halten, weshalb wir gerade dies besonders üben müssen. Wollen wir diesen Prozess unterstützen, arbeitet der Beckenboden mehr im vorderen Bereich. Ziehen wir das zentrale Haltekreuz an der Innenseite des Schambeins hoch, wird uns die Spannung im U-Muskel unter den Schamlippen bewusster. Das knöcherne Becken bewegt sich dabei sanft nach vorn. Der Beckeneingang tendiert in die Waagerechte.

Die Ausatmung ist der passive Teil der Atmung und hat selbst einen entspannenden Effekt. Wenn sich die Muskeln zwischen den Rippen und das Zwerchfell entspannen, sinkt die Lunge etwas in sich zusammen und die Luft entweicht.

Koordination von Atmung und Beckenbodenarbeit Wenn wir die Atmung in die Gymnastik einbeziehen, wird die Beckenbodenarbeit intensiver, die Bewegungen in den einzelnen Beckenbodenschichten laufen zügiger ab. Nun wollen wir beides bewusst koordinieren. Zuerst legen wir die Hände seitlich unter den Hocker und werden uns mit geschlossenen Augen des entspannten Beckenbodens bewusst, wie von der CD gelernt. Dann öffnen wir die Augen und atmen vorbereitend kurz ein, und während wir ausatmen, spannen wir U-Muskel und Afterschließmuskel für sich alleine an, heben das zentrale Haltekreuz sanft in uns hoch, und sobald der von innen kommende Zug an den Sitzbeinhöckern wahrnehmbar ist, ziehen wir diese zügig und kräftig zueinander. Die Ausatmung ist noch nicht zu Ende! Bedingt durch die Ausatmung wird der Rücken rund, und wir unterstützen das noch, indem wir das Becken nach vorne holen und das zentrale Haltekreuz zum Schambein hin in uns hochziehen. Jetzt erst ist die Ausatmung beendet – insgesamt hat sie etwa fünf Sekunden gedauert. In der darauf folgenden rund eine Sekunde dauernden Atempause richten wir uns auf, ohne die Spannung im Beckenboden zu verlieren. Erst jetzt atmen wir ein und heben alle angespannten Muskeln von unten her bis zum innersten Hauptmuskel in die Höhe. Dabei hilft es uns – wie oben schon ausgeführt –, wenn wir den zusammengeschnürten Afterschließmuskel an der Innenseite des Kreuzbeines hochziehen. Diese Einatmung dauert etwa vier Sekunden.

Der Beckenboden wird nun zwei weitere Ein- und Ausatemzüge lang angespannt gehalten. Da wir nun keine weitere Spannung mehr aufbauen, sondern nur ein Gefühl dafür entwickeln wollen, wie wir die Kraft auch beim Ausatmen halten können, darf der Atem etwas zügiger fließen. Wichtig ist dabei, dass uns bei der Ausatmung bewusst wird, wie wir uns leicht runden und dabei das zentrale Haltekreuz noch etwas höher ziehen. Wir dürfen die kleine Atempause beim Aufrichten nicht vergessen und kontrollieren beim Einatmen nach, ob der hintere Teil des Beckenbodens am Kreuzbein entlang nach oben hochgesaugt ist. Der kräftige Zug zwischen den Sitzbeinhöckern bleibt während der ganzen Übung bestehen.

In der zweiten Übungsstunde lernen wir, die Kraft im Beckenboden langsam und präzise aufzubauen und die Atmung dabei zu integrieren.

Wenn wir nach den drei Atemzügen entspannen, gleiten die Hände schon in die nächste Position, wo wir uns von neuem auf den Beckenboden konzentrieren und warten, bis wir ihn wieder angenehm weich und locker vorfinden. So arbeiten wir uns durch die fünf Handpositionen.

Wir lernen in dieser zweiten Übungsstunde also, die Kraft im Beckenboden langsam und präzise aufzubauen und die Atmung dabei unterstützend zu integrieren. Der Ablauf sollte uns so in Fleisch und Blut übergehen, dass wir ihn jedes Mal, wenn wir den Beckenboden anspannen müssen, automatisch aktivieren. Dann werden wir die Spannung im Beckenboden auch beim Ausatmen halten können – und, um auf das eingangs genannte Beispiel zurückzukommen, das Kind problemlos zum Haus tragen und auch noch im Bad mit immer noch angespanntem Beckenboden auf einen Hocker absetzen können.

Dritte Übungsstunde

- **Einstimmung mit drei Trockenübungen**
- **Hände in verschiedenen Positionen mit bewusster Atmung**
- **Armeschwingen**

Zuerst wiederholen wir das Programm der zweiten Übungsstunde. Zusätzlich nehmen wir in dieser dritten Stunde mehr und neue Bewegungsabläufe hinzu. Wir lernen dabei, den Beckenboden in den ihm zugedachten Aufgaben einzusetzen. Wir lernen auch, uns mit anderen Tätigkeiten zu beschäftigen und den Beckenboden dabei dennoch nicht zu vergessen.

Das Armeschwingen

Bei dieser Übung bauen wir nicht nur nach der Ausatmung, sondern auch nach jeder Einatmung eine kurze Atempause ein. In diesen kleinen Pausen schwingen wir die Arme nach der Ausatmung mit Schwung weit nach vorne und oben empor und führen sie nach der Einatmung zügig wieder herab. Diese schwungvolle Bewegung gehen wir jetzt Schritt für Schritt durch.

- Die Ausgangsstellung ist ein entspannter aufrechter Sitz. Die Füße stehen auf dem Boden. Schultern und Arme sind locker, die Hände baumeln lose unterhalb der Hüften. Wir können den entspannten Beckenboden zwischen den Händen gut wahrnehmen, auch wenn wir die Augen offen halten und umherschweifen lassen.

- Wir atmen kurz ein, und während wir ganz langsam ausatmen, spannen wir zuerst die untere Beckenbodenschicht für sich alleine an und heben sie beim zentralen Haltekreuz an. Sobald ein Zug an den Sitzbeinhöckern spürbar wird, ziehen wir diese von innen kräftig zueinander.

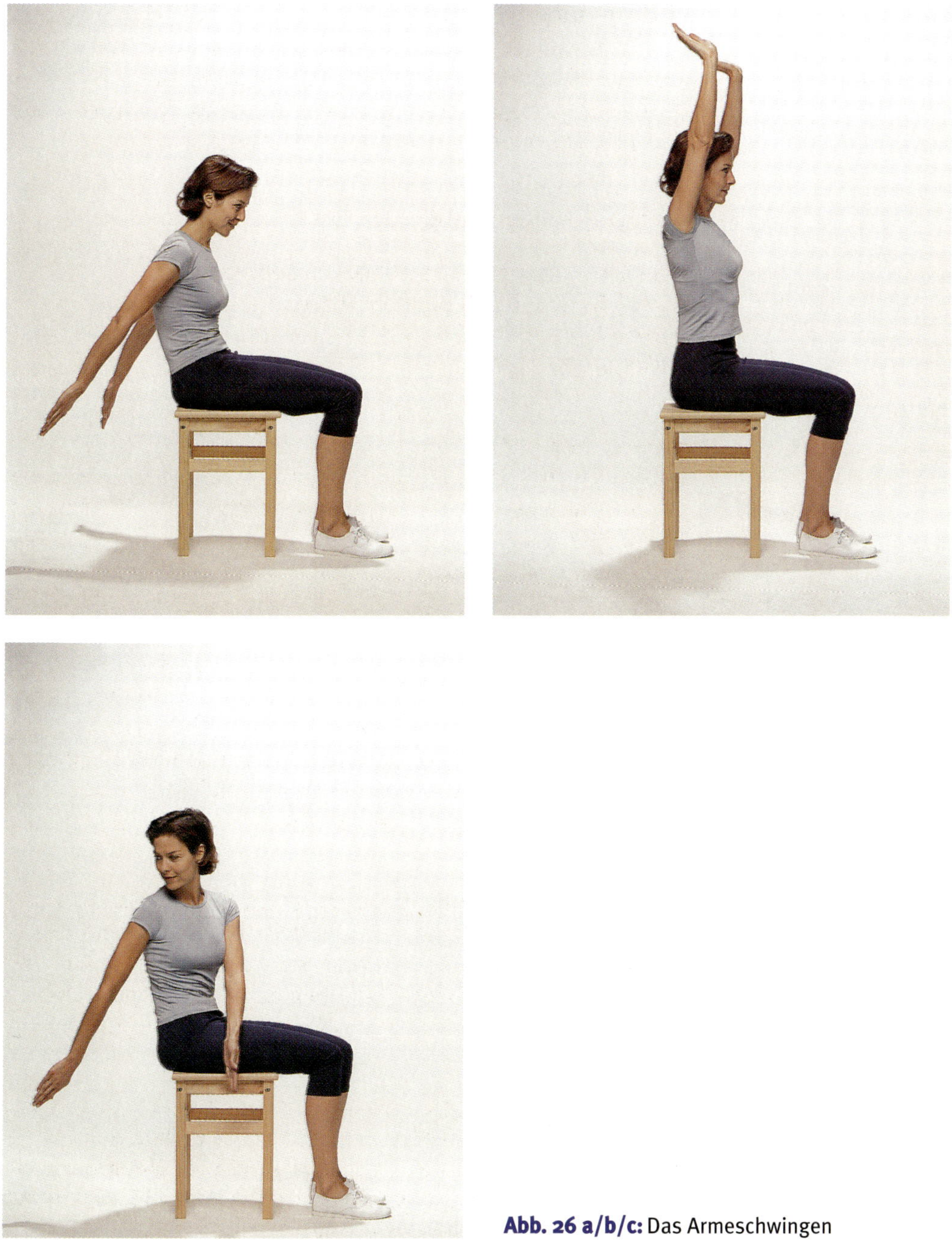

Abb. 26 a/b/c: Das Armeschwingen

- Dann runden wir uns leicht, so dass der in der zweiten Übungsstunde beschriebene Taillenknick entsteht und wir das zentrale Haltekreuz spürbar an der Innenseite des Schambeins in uns hochziehen können. Unsere Hände strecken wir dabei leicht nach hinten (Abb. 26 a).

- In der Atempause werfen wir die Arme schwunghaft nach oben und halten sie dort. Den Rücken haben wir dabei gerade aufgerichtet (Abb. 26 b).

- Wenn wir nun wieder einatmen, heben wir alle angespannten Schichten bis zum innersten Hauptmuskel an und unterstützen dies, indem wir den zusammengeschnürten Afterschließmuskel an der Innenseite des Kreuzbeins hochziehen.

- Nun folgt wieder die Sekundenpause, in der wir noch ganz aufrecht bleiben, die Arme aber gestreckt herunterschwingen.

- Erst jetzt atmen wir aus und runden uns wieder. Die Arme sind leicht nach hinten gestreckt, kontrollieren den Zug am zentralen Haltekreuz und verstärken ihn gegebenenfalls.

- Wie zuvor in der Atempause schwingen wir die Arme wieder hoch und kontrollieren beim Einatmen die Spannung am innersten Hauptmuskel.

- Dann lassen wir in der nächsten Atempause die Arme herabschwingen, führen während des Ausatmens die Arme weiter nach hinten, runden den Körper sanft und ziehen das zentrale Haltekreuz noch einmal nach.

- Zuletzt schwingen wir die Arme in der Atempause wieder nach oben und spannen einatmend den innersten Hauptmuskel nach, bevor wir während der folgenden Ausatmung alles loslassen und diese Entspannung im Beckenboden mit jedem Ausatmen noch mehr genießen.

Hier wird die Übung etwas komplizierter.

Dieses Vor- und Zurückschwingen der Arme wird meist nicht als besonders schwierig erlebt, sondern als angenehme Aktivität. Komplizierter wird es allerdings jetzt, wenn beide Arme nur zu einer Seite herabschwingen.

- Wir beginnen die Übung wie zuvor, indem wir ausatmend die untere und mittlere Beckenbodenschicht anspannen, den

Taillenknick machen und das zentrale Haltekreuz an der Innenseite des Schambeins hochziehen.

- Die Arme schwingen in der Atempause nach oben, wobei wir alle Spannkraft in den hinteren Beckenboden schicken und ihn beim Einatmen bis in den innersten Hauptmuskel hochziehen.

- In der nun folgenden Atempause bleiben wir aufrecht sitzen, lassen aber beide Arme gestreckt nach rechts herabschwingen, wobei wir sie ausatmend ein Stück nach hinten schieben. Unser Oberkörper dreht sich dabei etwas nach rechts, so dass wir nach hinten schauen können, aber trotzdem kerzengerade bleiben (Abb. 26 c). Das zentrale Haltekreuz haben wir dabei noch etwas weiter hochgesaugt.

- Nun schwingen wir die Arme noch zweimal nach rechts, bevor wir uns entspannen.

- Anschließend folgt die gleiche Übung in derselben Reihenfolge zur linken Seite. Bei diesen seitlich herabschwingenden Armen wird der Beckenboden einen Atemzug länger – vier Atemzüge lang – unter Spannung gehalten als vorher.

Wenn wir diese Übung turnen, müssen wir auf so viele verschiedene Dinge achten, dass es uns zu Beginn oft schwer fällt, die Spannung im Beckenboden aufrecht zu erhalten. Es macht nichts, wenn dann während der Übung z. B. die Sitzbeinhöcker immer wieder nachgezogen werden müssen – wichtig ist nur, dass dies auch tatsächlich geschieht!

Vierte Übungsstunde

- **Einstimmung mit drei Trockenübungen**
- **Hände in verschiedenen Positionen mit bewusster Atmung**
- **Armeschwingen, Flick-Flack-Übung und Hau-Ruck-Übung**

Zuerst wiederholen wir das Programm der dritten Übungsstunde. Bei der Hockergymnastik mit Armeschwingen können wir versuchen, ob es uns gelingt, nach der ersten Grundübung ohne Pause gleich die Arme dreimal zur Seite herabzuschwingen.

Das bedeutet, dass wir die Spannung im Beckenboden über sechs Atemzüge halten sollten, bevor wir gründlich entspannen. Fällt uns das noch schwer, darf die Abfolge der dritten Übungsstunde beibehalten werden. Neu hinzu kommen dieses Mal die Flick-Flack- und die Hau-Ruck-Übung.

Die Flick-Flack-Übung

Diese Übung zwingt uns noch mehr dazu, verschiedene Bewegungsabläufe genau zu beobachten und sehr konzentriert mit dem Beckenboden zu arbeiten.

- Wir sitzen wie gewohnt aufrecht auf dem Hocker und haben unsere Hände weich auf den Unterbauch gelegt, die Fingerspitzen zeigen zum Beckenboden.

- Wir führen den Atem gezielt in die Hände und lassen ihn über die Fingerspitzen in den weichen Beckenboden rieseln.

- Während der Beckenboden entspannt bleibt, heben wir die Arme in Schulterhöhe, halten sie dort und drehen dann den Oberkörper mit den ausgestreckten Armen nach rechts. Den Kopf nehmen wir mit und schauen ebenso nach rechts (Abb. 27 a).

- Nun beginnen wir mit der Beckenbodenarbeit. Zuerst spannen wir das untere Beckenbodenpaket für sich alleine an. Da

Abb. 27 a/b:
Die Flick-Flack-Übung

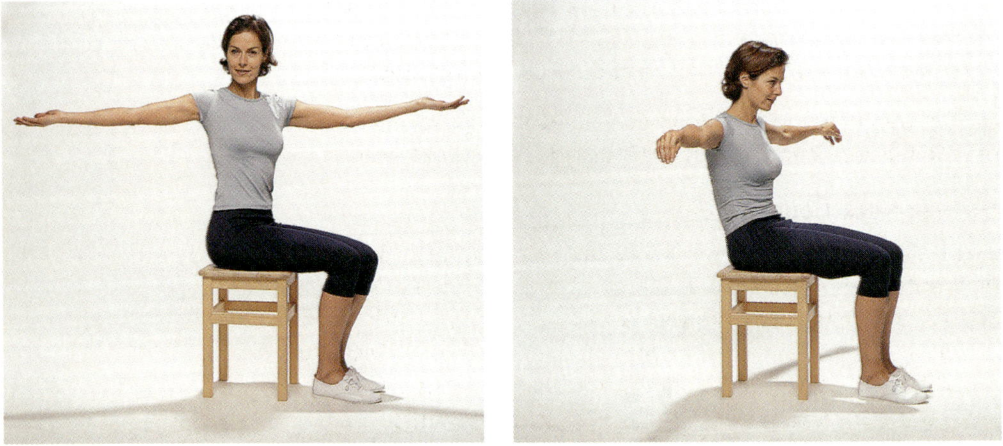

wir die Atmung noch nicht bewusst einsetzen, können wir uns dabei Zeit lassen, denn bei diesem »um-die-Ecke-Arbeiten« nehmen wir den Beckenboden anders als bisher wahr.

- Haben wir uns gut in dieses Gefühl hineingefunden, spannen wir wie gewohnt das zentrale Haltekreuz und die mittlere Beckenbodenschicht kräftig an.

- Jetzt erst beginnen wir mit der bewussten Atmung. Beim Einatmen lenken wir die Spannung zum Kreuzbein und ziehen sie dort an der Innenseite nach oben. In der sekundenlangen Atempause drehen wir den Oberkörper gerade nach vorn und atmen aus. Dabei runden wir uns wie immer sanft und spannen den Beckenboden mehr im vorderen Bereich an, indem wir das zentrale Haltekreuz am Schambein innen hochziehen, die Hände zeigen nun zum Beckenboden (Abb. 27 b).

- Nun beginnt der wichtige und neue Teil der Übung: In der folgenden Atempause dirigiert uns der Beckenboden wieder in die aufrechte Haltung und dreht unseren Oberkörper mit erhobenem Kopf nach links. Nur wenn uns tatsächlich der Beckenboden bei dieser Bewegung führt, wird die Spannung erhalten bleiben, während wir uns aufrichten und drehen. Die Sitzbeinhöcker bleiben dabei konstant unter Zug, die Arme in Schulterhöhe ausgestreckt!

- Wenn nun die Einatmung beginnt, wird der Beckenboden wieder vom After her am Kreuzbein entlang nach innen hochgesaugt, dann drehen wir uns in der folgenden Atempause zurück nach vorne, wo wiederum die Ausatmung einsetzt.

- Wir wiederholen die Übung sechs Atemzüge lang nach beiden Seiten und entspannen nach dem letzten Einatmen.

Die Hau-Ruck-Übung

Diese Übung zeigt uns, wie viel Kraft wir schon im Beckenboden aufbauen können. Es wäre schade, all diese Kraft am Schluss der Übung einfach mit der Entspannung wegfließen zu lassen. Viel schöner ist es, wenn wir sie nur langsam loslassen, um dabei beurteilen zu können, in welchem Ausmaß unsere Kraft mit fortschreitendem Kursprogramm zunimmt.

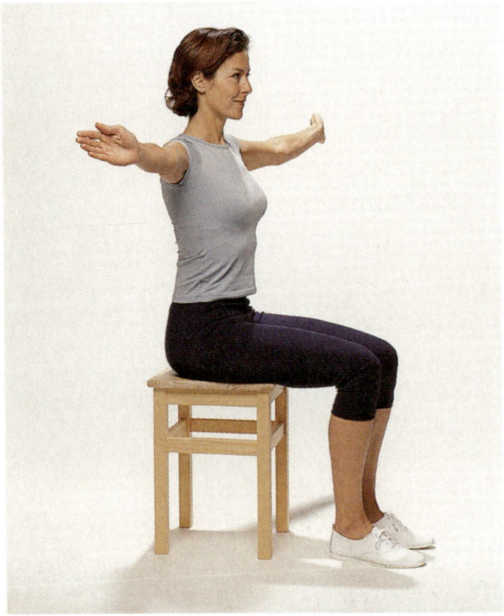

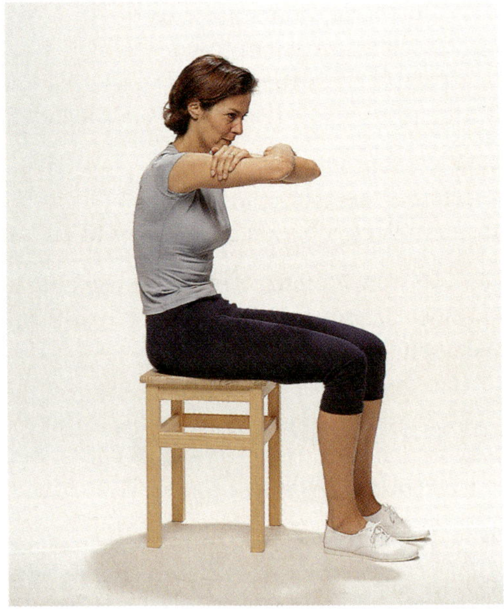

Abb. 28 a/b:
Die Hau-Ruck-Übung

- Die Ausgangsstellung und Vorbereitung sind ähnlich wie bei der Flick-Flack-Übung. Die Arme sind in Schulterhöhe seitlich ausgestreckt. Mit frei fließender Atmung bauen wir langsam in der unteren und mittleren Beckenbodenschicht Spannung auf (Abb. 28 a).

- Einatmend holen wir alle uns mögliche Kraft am inneren Kreuzbein in uns nach oben und sagen »Hau…«. Das »…Ruck« denken wir uns nur, denn das ist die Atempause, in der wir die Arme mit Schwung vor dem Oberkörper zusammenführen und die Hände auf die Ellenbogen klatschen. Unser Rücken hat sich dabei leicht gerundet (Abb. 28 b).

- Nun beginnt die Ausatmung, und damit der wichtige Teil der Übung. Ganz langsam und in die Länge gezogen lassen wir den Atem herausfließen und ziehen dabei das zentrale Haltekreuz so in uns hoch, als wollten wir es in der Mitte unseres Körpers ganz nach oben führen.

- In der folgenden Atempause werfen wir die Arme ruckartig wieder auseinander, damit der Beckenboden seine Spannung hält und der Rücken ebenso wie der Kopf wieder aufrecht ist.

● Mit dem zweiten »Hau« beim Einatmen verstärken wir das Hochziehen am Kreuzbein, und wiederholen die Atempause mit dem Armewerfen. Diesmal wird beim betont langsamen Ausatmen das zentrale Haltekreuz noch höher hinaufgesaugt.

● Wir wiederholen alles ein drittes Mal, um dann die Spannung nach dem letzten Einatmen ganz langsam und genüsslich aus dem Beckenboden herausrieseln zu lassen.

Die meisten Frauen sind völlig verblüfft über die Menge an Energie, die sie mit dieser Übung aufbauen und auch wieder loslassen können.

Fünfte Übungsstunde

- **Einstimmung mit drei Trockenübungen**
- **Hände in verschiedenen Positionen mit bewusster Atmung**
- **Armeschwingen, Flick-Flack-Übung, Hau-Ruck-Übung sowie zusätzlich »Auf und Nieder« und Ausdauer-Übung**

Wir wiederholen erst einmal das Programm der vierten Übungsstunde. Beim Armeschwingen versuchen wir wieder, die Arme gleich anschließend an die Grundübung dreimal nach links und dreimal nach rechts schwingen zu lassen, so dass wir im Ganzen neun Atemzüge lang ohne Unterbrechung turnen. Wenn es uns gelingt, trotz der vielen Bewegungsabläufe die Spannung im Beckenboden die ganze Zeit über konstant zu halten, dürfen wir wahrlich stolz sein! Wir haben dann allerdings auch keine Entschuldigung mehr, den Beckenboden im Alltag nicht mit einzusetzen. Er kann uns bei unserer Arbeit immer wieder unterstützen, z. B. wenn wir ein Tablett mit vollen Gläsern oder Tassen tragen und dabei womöglich noch die Türklinke mit dem Ellenbogen öffnen wollen (üblicherweise würden wir den Beckenboden dabei garantiert loslassen!). Die beiden nun folgenden neuen Übungen runden den kontrollierten Einsatz des Beckenbodens bei Arbeitsabläufen des täglichen Lebens ab.

Auf und Nieder

Bei dieser Übung lernen wir, den Beckenboden dirigierend einzusetzen, um uns vom Hocker zum Stand zu erheben und wieder hinzusetzen. Bei allen Hockerübungen ist sicher schon aufgefallen, dass die Bewegungen immer in den Atempausen stattfinden. So werden wir auch hier immer in der Atempause aufstehen bzw. uns hinsetzen. Das bedeutet auch, dass wir dies präzise und zügig tun. Wenn wir zögerlich aufstehen oder beim Hinsetzen unsicher sind, wird uns der Beckenboden dabei kaum leiten können. Mit dieser Übung können wir uns also angewöhnen, dass wir uns beim Hinsetzen und Aufstehen immer gezielt und zügig bewegen, um gar nicht erst in die körperoffene Haltung zu fallen.

Beim Hinsetzen und Aufstehen immer zügig bewegen!

Viele werden wissen, wie man rückenschonend und damit richtig aufsteht. Insbesondere Frauen haben aber oft Schwierigkeiten, sich dabei vom Beckenboden dirigieren zu lassen und nehmen stattdessen eine Belastung im Beckenboden wahr. Der Rücken ist zwar in sich gerade, aber insgesamt leicht nach vorne geneigt. Mit gleichzeitig leicht gebeugten Knien und gespreizten Beinen befinden wir uns in einer sehr körperoffenen Position. Vielen Frauen fällt es schwer, den Beckenboden dann anzuspannen, weil sie während der Geburt instinktiv diese Haltung einnehmen, um das Baby durch den geöffneten Beckenboden hinauszuschieben. Es ist leichter, die Spannung zu halten, wenn der Rücken aufrecht bleibt. Das wollen wir bei dieser Übung berücksichtigen.

- Wir beginnen wie beim Armeschwingen. Wir sitzen aufrecht auf dem Hocker, die Füße stehen in Schrittstellung, wobei ein Fuß unter dem Hocker platziert ist.

- Wir fühlen nach, ob der Beckenboden weich und entspannt ist, um dann während des Ausatmens in der unteren und mittleren Schicht Spannung aufzubauen. Der Rücken ist leicht gerundet, das zentrale Haltekreuz fest in uns hochgezogen.

- In der nun folgenden Atempause werfen wir die Arme ruckartig nach vorne und dirigieren den Beckenboden mit einem kleinen Schubs über die Füße. Die Knie sind noch leicht gebeugt, der Rücken jedoch aufrecht und gerade. Während nun die Arme nach oben emporschwingen, hebt uns der Beckenboden in den aufrechten Stand. Nur wenn der Beckenboden wirklich führt, lässt sich die Spannung darin gut halten.

- Im Stand atmen wir ein und verstärken die Kraft gezielt über dem Afterschließmuskel an der Innenseite des Kreuzbeins.

- Es ist nicht ganz einfach und bedarf einiger Übung, sich nun in der Atempause – die Arme sind immer noch nach oben gestreckt – vom Beckenboden wieder zurück zum Sitzen dirigieren zu lassen. Wir beugen dafür leicht die Knie, bleiben dabei aber vollkommen aufrecht und halten die Spannung im Beckenboden. In dieser Haltung verlagern wir das Gewicht auf den hinteren Fuß und lassen uns wieder auf dem Hocker nieder. Wir schwingen während der Ausatmung die Arme herab und nach hinten und ziehen dabei das zentrale Haltekreuz noch einmal etwas in uns hoch.

- Wie üblich turnen wir die Übung dreimal hintereinander. Ausnahmsweise hören wir hier mit der Ausatmung auf.

Für diese beiden neuen Übungen brauchen wir unbedingt einen stabilen, nicht zu niedrigen Hocker mit einer großen Sitzfläche. Wir müssen ganz sicher sein können, dass der Hocker beim Hinsetzen nicht kippelt. Wenn wir erst verunsichert nach hinten schauen müssen, um nachzusehen, ob wir uns auch nicht ins Leere setzen, weicht garantiert jeder Hauch von Spannung aus dem Beckenboden. Bleibt der Rücken nicht aufrecht, sondern drängelt der Po voreilig zum Sitz, ist die körperoffene Haltung so dominant, dass der Beckenboden automatisch die Spannung verliert.

Das Ausdauertraining

Die letzte Übung der Hockergymnastik, das Ausdauertraining, gelingt den meisten nicht auf Anhieb. Es vereint zwei Schwierigkeiten: zum einen müssen wir beim Ausatmen die Spannung im Beckenboden halten, was schon ziemlich kompliziert ist. Zum anderen jedoch müssen wir uns jetzt auch noch stärker runden, indem wir das Knie zum Bauch heranziehen. Ausatmen und Rundung sind beides Impulse, bei denen der

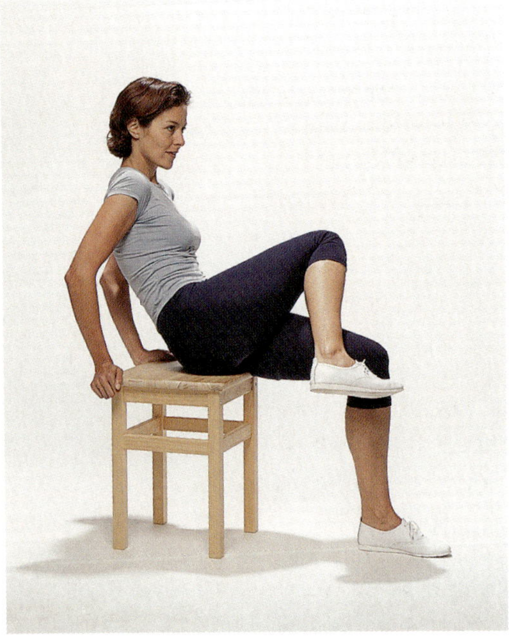

Abb. 29: Das Ausdauertraining

Beckenboden normalerweise von selbst nachgibt. Wenn wir das Knie zum Bauch heranziehen, bewegt sich der Sitzbeinhöcker etwas nach außen. Das lässt sich nicht vermeiden, und wir brauchen es auch gar nicht zu verhindern. Wichtig ist nur, dass wir es wahrnehmen und trotzdem ein Spannungsfeld zwischen den Sitzbeinhöckern halten können. Damit verhindern wir den Druck nach unten, der automatisch einsetzen würde, wenn wir mit dem Beckenboden nicht Widerstand leisten. Gelingt es uns, diesem Druck mit dem Beckenboden kraftvoll zu begegnen, können wir z.B. ein Kind aus dem Kindersitz von der Rückbank des Autos herausheben, ohne dass dabei der Bauchraumdruck alle Beckenorgane nach unten schiebt.

Nun zur Übung:

- Wir sitzen auf der vorderen Hälfte des Hockers und stützen uns mit den Händen seitlich ab. Den Oberkörper lehnen wir mit geradem Rücken etwas zurück und machen dabei jedoch nicht etwa ein Hohlkreuz. Die Schultern sind fest, aber nicht verspannt, und wir können uns im Beckenboden erst einmal weich machen.

- Wir spannen langsam den unteren und dann den mittleren Beckenboden an. Jetzt erst nehmen wir den Atem bewusst hinzu und ziehen einatmend den Beckenboden vor allem im hinteren Bereich an der Innenseite des Kreuzbeins hoch.

- In der Atempause schlagen wir das Becken kurz und kräftig nach vorn ein und betonen den Zug am zentralen Haltekreuz.

- Sobald die Ausatmung einsetzt, ziehen wir das rechte Knie schräg nach oben über den linken Oberschenkel hinweg zum Bauch (Abb. 29). Die Wade liegt dabei dicht am Oberschenkel an. Der rechte Sitzbeinhöcker bewegt sich dabei unwillkürlich nach außen, wir müssen den Zug zwischen beiden Sitzbeinhöckern jedoch unvermindert aufrecht erhalten.

● Nach dem Ausatmen senken wir in einer kleinen Atempause – der Beckenboden bleibt in allen Schichten angespannt! – das Bein wieder auf den Boden ab und richten dabei auch Kopf und Rücken wieder auf. Wir kontrollieren die Spannung im Beckenboden und ziehen beim Einatmen noch einmal kräftig nach.

● Dreimal wiederholen wir die Übung mit demselben Bein. Dann entspannen wir uns kurz und machen die Übung ebenso mit dem linken Bein.

Mit dieser Übung ist die Hockergymnastik komplett. In den weiteren fünf Übungsstunden können wir das Training noch perfektionieren.

Sechste Übungsstunde

- **Einstimmung mit drei aufbauenden Trockenübungen**
- **Komplette Hockergymnastik**
- **Die Schiffsschaukel**

Ab dieser Übungsstunde ändern wir die Trockenübung etwas ab und verstärken das aufbauende Element.

● Bei der ersten Trockenübungs-Variation bauen wir wie gewohnt von der untersten Beckenbodenschicht her Spannung auf – allerdings in Zeitlupe. Wir versuchen, jedes Mal, wenn wir das Übungsprogramm neu beginnen, in den einzelnen Beckenbodenschichten etwas mehr Spannkraft zu erreichen. Auch wenn es noch so wenig ist, so kommt es doch darauf an, genau diese winzige Steigerung wahrzunehmen und beizubehalten. Ziel ist, eine Gesamtspannung im Beckenboden zu erreichen, die in allen Schichten genau um diesen kleinen Anteil größer ist als zuvor. Aufs Ganze gesehen können wir auf diese Weise von Woche zu Woche mehr Kraft aufbauen. Haben wir die erste Trockenübung derart in Zeitlupe vollendet, wissen wir, welchen Kraftpegel wir an diesem Tag erreichen können.

- Bei der zweiten Trockenübungs-Variation arbeiten wir dann gleich auf diesen Kraftpegel hin. Wir beginnen die Übung wie gewohnt mit dem »Anticken« der Haut an den Schamlippen, bauen dann aber gezielter und schneller Spannung auf, bis wir den vorher ausgeloteten Kraftpegel erreicht haben. Das gelingt oft nicht gleich auf Anhieb, schult aber unser Einschätzungsvermögen, wie viel Kraft wir einsetzen können. Genauso gehen wir bei der mittleren und bei der innersten Beckenbodenschicht vor und entspannen danach gründlich.

- Die dritte Trockenübung turnen wir dann noch zügiger. Wir können so weit gehen, dass wir fast schon die Atmung mit einbeziehen. Der Übergang zu den Übungen mit bewusster Atmung, bei denen die Hände von unten nach oben wandern (siehe Seite 175), ist dann nicht so abrupt.

In diesem Ablauf und Aufbau wird die Übung im Folgenden »aufbauende Trockenübung« genannt.

Die Schiffsschaukel

Diese Übung ist nur auf der CD zu hören.

Diese Übung kann man nicht nachlesen, man muss sie aktiv miterleben. Sie ist deshalb nur auf der CD zu hören. Sie ist eine Phantasie, zu der wir unseren Körper spielerisch mit bewegen. Die meisten Frauen sind eher befangen, wenn sie eine solche Übung zum ersten Mal hören und mitmachen sollen. Kennen sie die Geschichte, trauen sie sich von Mal zu Mal mehr und werden freier in der Gestaltung der Bewegungen. Manchen Menschen liegt es aber nicht, ihren Körper in dieser Art spielerisch einzusetzen, und sie fühlen sich davon nicht animiert. Sie können die Übung einfach auslassen.

Wenn Frauen sich nach der Schiffsschaukel-Übung unwohl fühlen

Da die Übung uns daran erinnert, wie wir als etwa zehnjähriges Mädchen waren, kann es sein, dass uns dies traurig macht – insbesondere, wenn wir in dieser Zeit traumatische Erlebnisse hatten. Es kommt vor, dass Frauen sich nach dieser Phantasiereise vom

Beckenboden her unwohl fühlen, obwohl eigentlich ein gutes, zufriedenes Gefühl entstehen sollte. Das hat dann immer seelische Ursachen, auch wenn uns diese nicht bewusst sind. Wir haben immer wieder darauf hingewiesen, dass Beckenbodenbeschwerden häufig wegen einer zu hohen Grundspannung entstehen (siehe Seite 23, 125). Die Ursachen dafür liegen oft im Verborgenen, und es tut weh, sie ans Licht zu holen und sich ihnen zu stellen. Das allerdings ist der einzige Weg, wie eine solche hohe Grundspannung aufgelöst werden kann. Da ich seit Jahrzehnten miterlebe, wie Frauen durch eine gute Psychotherapie zu ihrem eigenen, natürlichen Gleichgewicht finden können, habe ich den Mut, die Schiffsschaukel-Übung mit dieser Erklärung in Buch und CD aufzunehmen. Nicht ohne Grund ist es eine wichtige Aufgabe des Beckenbodens, unser Gleichgewicht und Erscheinungsbild zu steuern. In diesem Sinne kann man durchaus sagen: Der Beckenboden ist in dieser Funktion ein wichtiger Kreuzpunkt von Körper, Geist und Seele. Wir möchten deshalb jede Frau ermutigen, sich um ein Beratungsgespräch zu kümmern, wenn sie spürt, dass bei den lockernden Übungen der Schiffsschaukel immer wieder Trauer, Anspannung und Schmerz aufsteigen, die nicht mit körperlichen Ursachen erklärbar sind.

Siebte Übungsstunde

- **Einstimmung und aufbauende Trockenübung**
- **Komplette Hockergymnastik**
- **Bodengymnastik: Pendelübung**
- **Schiffsschaukel**

Wenn wir kontinuierlich unsere »Hausaufgaben« gemacht haben, können wir ab der siebten Übungsstunde beginnen, auch die Übungen des Ausdauertrainings ohne Entspannungspause hintereinander weg zu turnen, damit wir das bis zur zehnten Stunde ganz sicher schaffen. Einige Frauen werden damit aber immer Schwierigkeiten haben. Sie sollten sich getrost die nötige Zeit lassen. Bewegungsabläufe, die wir von unserer Wahrnehmung her nicht gut verfolgen können, werden nicht exakt ausgeführt und erreichen dann auch nicht ihre volle Wirkung. Es ist deshalb besser, nicht so schnell, dafür aber sehr genau mit dem Beckenboden zu arbeiten.

Es dauert oft mehr als zehn Übungsstunden, die Kraft im Beckenboden bewusst auch bei schwierigen Übungen halten zu können, insbesondere bei Frauen, die seit vielen Jahren oder gar Jahrzehnten unter einer ausgeprägten Beckenbodenschwäche leiden. Sie müssen sich immer wieder klarmachen, dass es einfach eine Weile dauert, bis die Kraft im Beckenboden wieder spürbar ist. In dieser Zeit ist es wichtig, nicht die Geduld zu verlieren, sondern konsequent täglich weiterzuturnen. Es lohnt sich ganz bestimmt!

Neu kommt diesmal eine Bodenübung hinzu, die auch die Bauchmuskeln kräftigt. Da die vorausgegangene Hockergymnastik die Bauchmuskeln vom Schambein, also von unten her, arbeiten ließ, sind diese mittlerweile sowieso schon leistungsfähiger geworden. Die neue Pendelübung jedoch lässt den Druck im Bauchraum so zunehmen, dass wir den Beckenboden gut wahrnehmen können müssen, um dem entstehenden Druck nach unten genau die richtige Dosis Widerstand im Sinne von Beckenbodenspannung entgegensetzen zu können.

Eine der Hauptursachen für Senkungsbeschwerden liegt ja darin, dass Frauen einem solchen nach unten schiebenden Druck vom Beckenboden her keinen Einhalt gebieten können. Die mittlere Muskelplatte, die hier gefordert ist, kann diese Funktion nicht oder nicht genügend erfüllen. Werden die Bauchmuskeln angespannt und steigt der Bauchraumdruck dabei, ist bei den meisten Frauen der Rücken rund und weich. Der Reflexpunkt für die mittlere Beckenbodenschicht liegt jedoch gerade dort, am Rücken zwischen den Schulterblättern (siehe Seite 41). Wir können ihn bewusst einsetzen, um die Spannung in der mittleren Beckenbodenschicht gezielter aufbauen und besser halten zu können, damit der nötige Gegendruck entsteht.

Sitzkeil: Für diese und etliche weitere Übungen benötigen wir einen Sitzkeil. Es sollte wirklich ein orthopädischer Keil sein (gibt es in Sanitätshäusern oder bei Krankengymnastinnen), und nicht etwa ein aufgerolltes Kissen. Der Keil sollte etwa 40 mal 40 Zentimeter groß, aus festem Material und an der hohen Seite acht bis zehn Zentimeter dick sein. Er mindert den nach unten schiebenden Bauchraumdruck und entlastet den Rü-

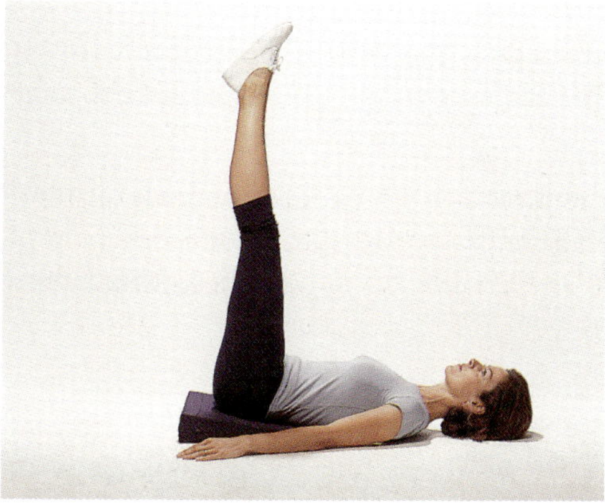

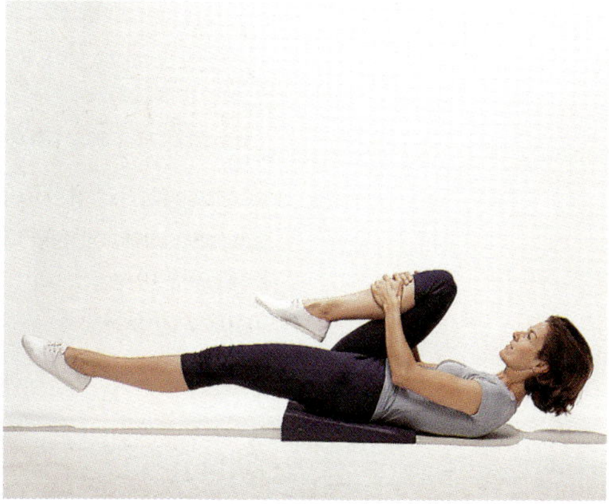

Abb. 30 a/b:
Die Pendelübung

cken. Wir legen ihn so unter den Po, dass die hohe Seite zu den Füßen zeigt. Wenn wir die Beine nach unten ausstrecken, sollte das Gesäß vollständig auf dem Keil liegen.

Die Pendelübung

Die Pendelübung lässt den ganzen Körper harmonisch mitturnen, viele Frauen müssen sich an sie aber erst gewöhnen. Sollte sie als zu schwierig empfunden werden, kann man sie auch auslassen. Die meisten Frauen haben aber doch Lust, auch mal etwas anderes zu machen als immer nur die Hockergymnastik.

- Wir liegen in Rückenlage auf dem Keil, die Beine sind angehockt aufgestellt.

- Wir ziehen die Beine nacheinander an den Körper heran und strecken sie senkrecht in die Luft (Abb. 30 a).

- Dann beugen wir das rechte Bein, umfassen mit den Händen das Knie und ziehen es kräftig zum Körper heran. Der Kopf kommt dem Knie dabei ein Stück entgegen (Abb. 30 b). Gleichzeitig senken wir das linke Bein gestreckt ab, bis es waagerecht über dem Boden schwebt. Nicht ablegen! Danach beide Beine wieder nach oben strecken.

- Wir winkeln nun das linke Bein an und senken das rechte gestreckt ab. So »pendeln« wir sechsmal hin und her.

Wenn dies vom Bewegungsablauf her klar ist, setzen wir zusätzlich den Beckenboden ein. Wie wir ihn benutzen, wird im ersten Moment »falsch« erscheinen, die Übung ist aber so sehr viel effektiver und exakter auszuführen.

- Zeigen beide Beine senkrecht nach oben, atmen wir aus und ziehen das zentrale Haltekreuz an der Innenseite des Schambeins in uns hoch. Die Sitzbeinhöcker haben wir kräftig zueinander gezogen.

- In der Atempause umfassen wir das Knie, ziehen es zu uns heran und senken das andere Bein ab. Hier atmen wir ein und ziehen nun vor allem den hinteren Teil des Beckenbodens an der Innenseite des Kreuzbeins in uns hinein.

- In der zweiten Atempause strecken wir die Beine wieder nach oben, und wir wiederholen die Übung.

Achte Übungsstunde

- **Einstimmung und aufbauende Trockenübung**
- **Komplette Hockergymnastik**
- **Bodengymnastik: Pendelübung, Poschwingen**
- **Schiffsschaukel**
- **Beobachtete Entspannungsatmung**
- **Lächelübung**

Bei der letzten Übung der Hockergymnastik, dem Ausdauertraining, versuchen wir nun, beide Übungsabläufe hintereinander weg zu turnen. Wir bauen zwischen rechts und links also keine Pause mehr ein. Damit halten wir die Beckenbodenspannung insgesamt sechs Atemzüge lang. Da die Übung nicht besonders leicht ist, fällt es oft schwer, sie von Anfang bis Ende akkurat auszuführen. Je besser wir uns jedoch konzentrieren und sorgfältig alle Hinweise beachten, desto leichter wird sie uns schließlich fallen. Im täglichen Leben können wir diese Eigenbeobachtung gut umsetzen und auch bei komplizierten und belastenden Bewegungsabläufen den Beckenboden aufmerksam »im Auge« behalten.

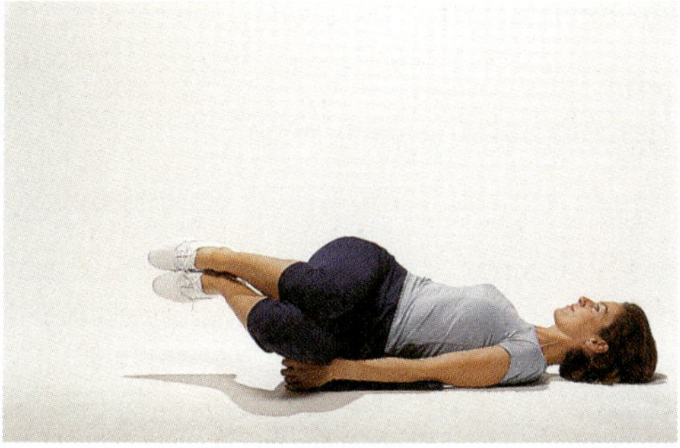

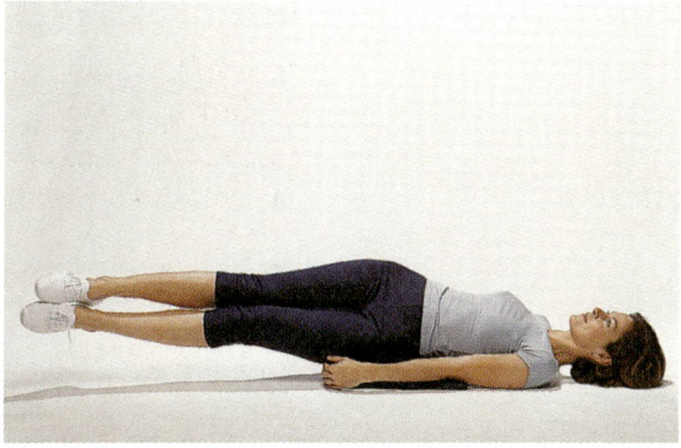

Abb. 31 a/b: Das Poschwingen

Das Poschwingen

Nun kommt eine zweite Bodenübung hinzu. Das »Poschwingen« scheint oft anfangs etwas schwierig, macht aber durch die schwungvolle Bewegung richtig Spaß.

- Wir liegen wieder in Rückenlage auf dem Keil, die Beine sind angehockt aufgestellt. Damit der Keil nicht verrutscht, halten wir ihn mit beiden Händen gut fest.

- Nun ziehen wir die gebeugten Beine ganz an den Oberkörper heran und werfen unser Gesäß so schwunghaft nach oben, dass wir uns dabei nach links drehen und nun mit der Hüfte seitlich auf dem Keil liegen (Abb. 31 a). Der Oberkörper bleibt dabei ruhig und dreht sich nicht mit!

- Nun drücken wir die Beine fest aneinander und strecken sie nach unten aus (Abb. 31 b), um sie gleich darauf wieder anzuwinkeln (wir liegen immer noch auf der linken Seite).

- Dann schwingen wir den Po erneut in die Luft, drehen den Unterkörper dabei nach rechts und strecken die Beine wieder kurz aus. Auf jeder Seite dreimal.

Beckenbodenarbeit und Atmung sind bei dieser Übung leicht zu koordinieren:

- Wenn wir den Po mit den gebeugten, herangezogenen Beinen schwungvoll hoch zur Seite werfen, atmen wir aus. Das zentrale Haltekreuz haben wir dabei natürlich fest in uns hochgesaugt.

- In der Atempause strecken wir die Beine waagerecht aus.

- Dann atmen wir ein und ziehen den hinteren Teil des Beckenbodens am Kreuzbein entlang nach oben.

- In der Atempause ziehen wir die Beine wieder an uns heran.

- Wenn wir ausatmen, holen wir Schwung, um die Hüfte auf der anderen Seite abzulegen.

Wenn wir die Übung abgeschlossen haben, müssen wir darauf achten, den Keil zuerst zu entfernen, bevor wir aufstehen. Dafür sollten wir folgenden Bewegungsablauf einhalten:

- Aus dem Liegen drehen wir uns über die Seite in den Vierfüßlerstand. Dann hocken wir uns entweder in Schrittstellung nach hinten und versuchen, uns mit geradem Rücken so aufzurichten, dass wir die Spannung in Beckenboden und Oberschenkeln spüren. Gelingt uns das nicht so gut, weil wir dafür zu wenig Kraft haben, stützen wir uns erst mal noch im Vierfüßlerstand mit den Händen auf dem Boden ab, während wir die Beine in Schrittstellung strecken. Das Gesäß ist dabei nach oben gestreckt.

- Wir ziehen das zentrale Haltekreuz an der Innenseite des Schambeins hoch und verlegen das Körpergewicht auf das vordere Bein.

- Wir halten die Spannung im Beckenboden und richten uns mit geradem Rücken leicht seitlich über das Standbein auf, bis wir ganz aufrecht stehen. Das Körpergewicht bleibt bis dahin voll auf diesem vorderen Standbein.

Autogenes Training als zusätzliche Komponente.

Auch wenn es anders erscheinen mag: Wenn wir Hocker- und Bodengymnastik korrekt turnen, wechseln sich Spannung und Entspannung im Beckenboden immer wieder gut ab. Trotzdem sind die Übungen natürlich anstrengend, und es tut gut, nach einem solchen fordernden Training weichere Bewegungsabläufe und entspannende Elemente zu erleben. Die Schiffsschaukel und die »beobachtete Entspannungsatmung« sind dafür ideal. In meinen Kursen nehme ich noch autogenes Training hinzu, das sich speziell für Frauen mit Beckenbodenbeschwerden eignet.

Mit einem völlig lockeren Beckenboden sollten wir die Übungsstunde aber nicht beenden. Die »Lächelübung« ist speziell dafür konzipiert, nach kräftiger Arbeit und nachfolgender Entspannung den Beckenboden wieder so zu aktivieren, wie wir es für unser tägliches Leben brauchen.

Beobachtete Entspannungsatmung (siehe Seite 115) und Lächelübung sind beide nur auf der CD zu hören, weil sie sich nicht gut lesen lassen und besser gleich mitgemacht werden sollten.

Neunte Übungsstunde

- **Einstimmung und aufbauende Trockengymnastik**
- **Komplette Hockergymnastik**
- **Bodengymnastik: Rücken-Gesäß-Training, Hoher Abspreizer, Trichterkreise**
- **Schiffsschaukel**
- **Beobachtete Entspannungsatmung**
- **Lächelübung**

Bei der Hockergymnastik können wir in dem Übungsteil, bei dem die Hände in verschiedenen Positionen gehalten werden, eine Steigerung einbauen. Das sollte jedoch nur geschehen, wenn wir dabei nicht das Gefühl für den Beckenboden verlieren. Wir beginnen die Übung, indem wir die Hände jeweils in den verschiedenen Variationen halten und den Beckenboden dabei genau orten und als entspannt wahrnehmen. Nun bauen wir in der ersten Aus- und Einatmung in allen drei Schichten Spannung auf, und zwar in der ersten Aus- und Einatmung gleich in allen Schichten. Anstatt sie nun in den folgenden zwei Atemzügen weiterhin festzuhalten, versuchen wir, bei jedem Ausatmen das zentrale Haltekreuz und bei jedem Einatmen den Ansatzpunkt des innersten Hauptmuskels noch ein Stück weiter in uns in die Höhe zu ziehen. Danach brauchen wir eine ganze Weile, um den Beckenboden wieder loslassen und entspannt wahrnehmen zu können.

Zusätzlich können wir in dieser Stunde eine spezielle Bodengymnastik hinzunehmen, die vor allem auch Rücken und Gesäß kräftigt. Alle diese Übungen sind besonders für Frauen geeignet, die eine Schwäche im hinteren Beckenbodenbereich haben. Sie unterstützen die Hebefunktion des innersten Hauptmuskels, kräftigen den Afterschließmuskel und sind auch bei Hämorrhoiden eine empfehlenswerte Gymnastik.

Rücken-Gesäß-Training

Der Kopf ruht während der Übungen auf den Händen.

Ausgangsstellung ist die Bauchlage auf dem Keil, wobei der Keil mit dem hohen Teil zu den Füßen zeigt, so dass wir mit den Hüften dort bequem aufliegen können. Das Schambein sollte noch voll auf dem Keil liegen. Die Ellenbogen sind weit auseinander geschoben, der Kopf ruht auf den Händen. Er wird während der Übungen nicht angehoben.

Nun arbeiten wir den Beckenboden in seinen Schichten hoch, saugen beim Einatmen kräftig nach und heben gleichzeitig die gestreckten Beine so weit an, dass sie waagerecht über dem Boden schweben. In dieser Stellung werden die Beine drei Atemzüge lang vom Beckenboden über dem Boden gehalten, bevor wir sie ablegen und entspannen. Zur Steigerung können wir währenddessen die Beine im Takt der Ein- und Ausatmung spreizen und schließen, ohne jedoch die Beckenbodenspannung dabei zu verlieren.

Der Hohe Abspreizer

Diese Übung geht von der gleichen Grundhaltung aus, allerdings werfen wir jetzt nur ein Bein mit Schwung gestreckt nach oben und halten es dort möglichst drei Atemzüge lang. Dabei können wir im Beckenboden bei jedem Einatmen um den After herum bewusst mehr Kraft konzentrieren. Wir turnen diese Übung zwei- bis dreimal pro Bein.

Trichterkreise

Wieder liegen wir wie zuvor in Bauchlage auf dem Keil und heben die Beine, nachdem wir zuvor die Beckenbodenkraft aufgebaut haben, in die Waagerechte. Hier nehmen wir ein gedachtes Stück Kreide zwischen die Fußspitzen und malen große Kreise an die hinter uns liegende Wand. Wir können natürlich auch unseren Namen schreiben, sollten aber nicht gerade

»Ute«, sondern tunlichst »Elisabeth« oder »Katharina« heißen! Der Beckenboden bleibt konsequent gespannt.

Nach diesen Bodenübungen sollten wir unbedingt wieder die Schiffsschaukel, die beobachtete Entspannungsatmung und die Lächelübung machen.

Zehnte Übungsstunde

- **Einstimmung mit aufbauender Trockenübung**
- **Komplette Hockergymnastik**
- **Bodengymnastik mit Partnerübungen**
- **Schiffsschaukel**
- **Beobachtete Entspannungsatmung**
- **Lächelübung**

Die Hockergymnastik beherrschen wir jetzt wie im Schlaf und stürzen uns mit umso mehr Vehemenz in die Bodenübungen, wobei diesmal bei den neuen Übungen eine Partnerin oder ein Partner mit einbezogen wird.

Füße rotieren

- Ausgangsstellung ist die Rückenlage auf dem Keil, die Arme liegen leicht abgespreizt neben uns.

- Wir spreizen die gestreckten Beine auseinander und drehen die Füße nach außen.

- Die Partnerin oder der Partner kniet vor unseren Füßen und gibt mit ihren/seinen Händen an der Fußinnenseite Widerstand. Wir spannen den Beckenboden schichtweise an und drehen mit dieser Kraft die Füße gegen den Widerstand der Hände ganz nach innen.

- Diese Übung wiederholen wir zwei- bis dreimal.

Die erbarmungslose Fußklammer

- Ausgangsstellung ist die Rückenlage auf dem Keil.

- Bei dieser Übung steht der Partner zu unseren Füßen und reicht uns seine nach unten gestreckte Faust.

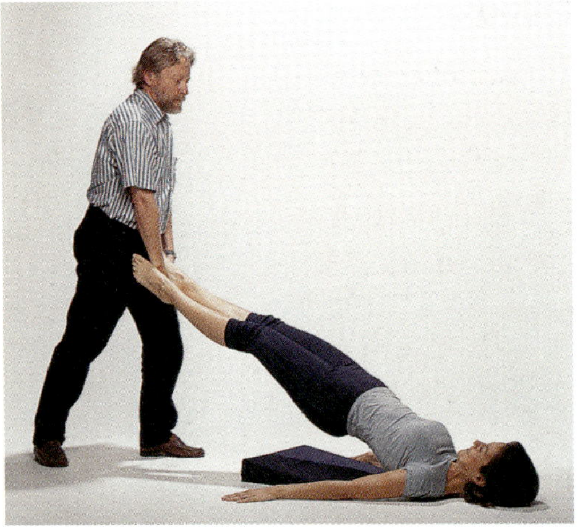

Abb. 32: Die erbarmungslose Fußklammer

- Mit unseren Füßen fassen wir sein Handgelenk, spannen alle Beckenbodenschichten kräftig an und drücken die umklammernden Füße »erbarmungslos« auf die Hand hinunter. Wenn wir wirklich gnadenlos stark drücken, können wir unsere Hüfte anheben, so dass wir nur noch mit den Schultern und dem Kopf auf dem Boden liegen (Abb. 32). Mit etwas Übung ist das gut drei bis sechs Atemzüge lang zu halten.

- Auch den Beckenboden können wir immer präziser anspannen, denn es ist schnell klar, wie gut der vordere Bereich dabei arbeitet und wahrzunehmen ist. Bei einem zu lockeren Scheideneingang oder einer weichen vorderen Scheidenwand sowie bei Harn-Inkontinenz ist dies also eine besonders empfehlenswerte Übung.

- Dreimal hintereinander beanspruchen wir die Faust unseres Partners. Wenn wir uns schön sicher in der Brücke halten können, kann uns der Partner auch nach rechts und links tragen, so dass wir eine zusätzliche Biegung in der Taille machen.

Natürlich muss der Partner nicht unbedingt ein Mann sein. Es hat aber schon seinen Grund, warum wir hier Männer bevorzugen. Eine große Männerfaust lässt sich einfach besser umklammern als eine kleine, zarte Frauenfaust, von der die Füße leicht immer wieder abrutschen. Für Frauen löst das an unseren Füßen zu tragende Körpergewicht auch eher zu viel Bauchraumdruck aus, und es fragt sich, ob ihr Beckenboden diesem Druck während der gesamten Übung ausreichend standhalten kann. Auf alle Fälle sollten Partnerin oder Partner in Schrittstellung stehen, wobei das Gewicht vom vorderen (Stand)Bein getragen wird (siehe Seite 156).

Wenn die zehn Übungsstunden vorbei sind

Wer es schafft, diese zehn Übungsstunden, die sich über zehn Wochen erstrecken, konsequent einzuhalten, wird sicher spüren können, dass die mit einem schwachen Beckenboden verbundenen Beschwerden verschwunden sind oder sich zumindest deutlich verringert haben. Was aber auch immer erreicht wurde – es geschah durch ganz persönlichen Einsatz und Engagement für sich selbst. Darauf kann jede Frau stolz sein. Hier wird ein weiteres Mal deutlich: Wir können alle viel mehr und viel erfolgreicher an uns arbeiten, als uns bewusst ist oder als wir glauben.

Erfahrungsberichte von Frauen

Sandra, 30 Jahre:

»Ich bin 30 Jahre alt, Büroangestellte, und habe keine Kinder. Meine Beckenbodenprobleme wurden mir vor ungefähr drei Jahren richtig bewusst. Ich habe damals eine Freundin bei der Geburt ihres Kindes begleitet. Als ich danach meine Tage hatte, hatte ich das Gefühl, meine Gebärmutter regelrecht »in Händen zu halten«, so sehr drückte sie nach unten.

Ich suchte daraufhin sofort meinen Frauenarzt auf, der eine Gebärmuttersenkung diagnostizierte. Als er mich fragte, ob ich Schwierigkeiten beim Wasserlassen oder Schmerzen beim Geschlechtsverkehr hätte, musste ich zugeben, dass das schon längere Zeit zutraf.

Auf meine Frage, was ich dagegen unternehmen könnte, meinte er, am besten sei ein Kurs für Beckenbodengymnastik. Ich bat ihn um Adressen und ein entsprechendes Rezept, aber er teilte mir mit, dass es Kursangebote eigentlich nur für frisch entbundene Frauen gäbe, diese müsste ich der Zeitung entnehmen oder bei der Krankenkasse erfragen. Ein Rezept könne er mir nicht ausstellen, weil ich noch keine Kinder habe und somit solche Beckenbodenprobleme gar nicht auftreten dürften. Die Kasse würde den Kurs jedenfalls nicht bezahlen. Er drückte mir zwei Zettel mit Hockerübungen in die Hand, die weder besonders anschaulich noch hilfreich waren, und meinte, wenn es damit nicht besser werde, müsse man eine Operation ins Auge fassen. Sie sei zwar mit Risiken verbunden, werde von der Krankenkasse aber bezahlt. Damit verließ ich das Sprechzimmer.

Über mehrere Ecken habe ich dann von den Kursen bei Susanne Kitchenham erfahren. Die Voruntersuchung ergab, dass mein Beckenboden keineswegs so schwach war wie angenommen. Ein halbes Jahr später war mein erster Kursabend. Im Kurs waren Frauen aller Altersgruppen vertreten. Ich war nicht die jüngste, allerdings die einzige ohne Kind.

Tür zur Vergangenheit

An diesem ersten Abend passierte etwas, womit ich nicht gerechnet hatte. Durch das intensive Erfühlen und Wahrnehmen des Beckenbodens und überhaupt des Intimbereichs, ging plötzlich eine Tür zu meiner Vergangenheit auf. Obwohl ich wegen des sexuellen Missbrauchs durch meinen Vater bereits seit Jahren in Therapie bin und die psychischen Folgen gut aufgearbeitet habe, hatte ich bis zu diesem Abend noch keinen Zugang zu der körperlichen Seite dieser Problematik gefunden. Alle diese Empfindungen und Erinnerungen machten sich nun auf das Unangenehmste in mir breit.

Ich konnte die Übungen zwar gut mitmachen, aber ich war nicht in der Lage, mich danach wieder zu entspannen. Die Spannung im Beckenboden war einfach nicht zu lösen und führte zu einer derartigen Verkrampfung, dass ich das Gefühl hatte, mein Bauch bestehe aus einer einzigen geballten Faust. Erinnerungen, die jahrelang nur unterschwellig in mir vorhanden waren, brachen sich nun unaufhaltsam Bahn. Ich konnte mich schlagartig an alle Schmerzen erinnern, die mir zugefügt worden waren. Ich wusste noch gar nicht, dass es so schmerzhaft gewesen war. Das Schlimmste in diesem Moment war, dass es mich so überraschte und ich obendrein von mir völlig fremden Menschen umgeben war. Ich versuchte natürlich krampfhaft, mir nichts anmerken zu lassen, was aber nur dazu beitrug, dass die Spannung in mir noch weiter stieg.

Der Weg nach Hause war die reinste Hölle. Ich war mit der Bahn unterwegs und hatte ständig Angst, von irgendeinem Mann angesprochen zu werden. Zu Hause angekommen, brach ich nur noch in Tränen aus. Ich war völlig am Ende und konnte kaum noch aufhören zu weinen – es war einfach alles nur schrecklich! Ich hatte das Gefühl, in ein tiefes, bodenloses Loch zu fallen. Schließlich fasste ich mir ein Herz und tat, was ich noch nie getan hatte: Ich rief bei einem befreundeten Paar an. Beide haben wunderbar reagiert, meine Freundin hat keine langen Fragen gestellt, sondern ist sofort gekommen. Nachdem ich mich zwei Stunden lang ausgeweint hatte, konnte ich endlich sprechen. Nicht nur, dass mir bewusst geworden war, was ich seinerzeit erlitten hatte. Ich bin schon als Säugling von meinem Gefühl zu mir als Frau abgeschnitten worden, und so ist mir auch die Entwicklung eines positiven Gefühls zu meinem weiblichen Körper verwehrt worden. Da der Missbrauch 15 Jahre dauerte und ich erst mit 25 Jahren eine Therapie begann, saß dieses Nichtwissen und Nichtwissenwollen sehr tief. Mir war auch klar, warum ich sexuell mit meinen Partnern immer wieder Probleme hatte.

Einerseits wusste ich also schon einiges, aber es war mir nicht in seinen ganzen Dimensionen klar. Nun wusste ich auf einmal, dass die Schmerzen, die ich beim Verkehr oft empfand, keineswegs zwangsläufig auftreten müssen, sondern wohl auch unterbewusst Erinnerungen waren, die ich nicht wahrhaben wollte.

Ein völlig neues Lebensgefühl

Im weiteren Verlauf des Kurses holten mich meine Freunde regelmäßig ab, so dass ich anschließend nicht allein sein musste. Nach und nach, zunächst mit tätiger Mithilfe einer Heilpraktikerin, lernte ich mich zu entspannen. Je besser ich meinen Beckenboden kennen lernte, desto mehr Gefühl entwickelte ich auch für mich selbst als Frau und damit auch meine positiven Gefühle dazu. Ich lernte mich selbst besser kennen und konnte ein körperliches Selbstwertgefühl entwickeln. Das machte sich auch nach außen bemerkbar. Meine Haltung hat sich seither stark verändert. Ich gehe gerade, fühle mich stärker und kann Anfeindungen souveräner begegnen.

Noch während des Kurses hatte ich beschlossen, ihn nach einem Jahr zu wiederholen, weil dieses erste Mal mehr meiner Psyche als meiner Physis diente. Diesen zweiten Kurs habe ich gerade abgeschlossen. Vor dem ersten Abend hatte ich unbeschreiblich Angst, weil ich nicht wusste, ob ich wieder so abstürzen würde wie beim ersten Kurs. Es war nicht so, und ich war darüber sehr erleichtert.

Auch wenn ich im vergangenen Jahr die Übungen nur selten gemacht habe, so ist doch ein Tor zu einem anderen Bewusst sein und einem anderen Umgang mit meinem Körper aufgegangen. Am deutlichsten wird das für mich daran, dass ich seit kurzem wieder einen Partner habe und feststellten konnte, dass Geschlechtsverkehr keineswegs schmerzhaft sein muss, und dass ich auch »nein« sagen kann, wenn es sich nicht gut anfühlt.

Ich habe für mich ein völlig neues Lebensgefühl gewonnen, ein wachsendes Körperbewusstsein, und obwohl es anfangs mit Schmerzen verbunden war, so ist letztlich doch etwas sehr Positives daraus erwachsen.

Als besonders positiv habe ich es empfunden, dass Susanne Kitchenham es meiner Psychologin ermöglicht hat, für einige Abende ebenfalls an dem Kurs teilzunehmen. Auf diese Weise konnte sie ganz andere und neue Einblicke in die Thematik gewinnen, was für mich ausgesprochen hilfreich war.«

Elisabeth, 36 Jahre:

»Ich bin Mutter von drei Kindern im Alter von 10, 6 und 4 Jahren. In meiner Jugend habe ich Leistungssport getrieben. Bei der Geburt meines ersten Kindes war ich immer noch ziemlich durchtrainiert. Diese Geburt war sehr schwierig – ich hatte u.a. einen Dammriss, der sich infizierte und erst nach drei Monaten abgeheilt war. Darauf führte ich es auch zurück, dass ich meinen Stuhlgang nicht richtig halten konnte und auch beim Lachen immer »etwas in die Hose lief«.

Nach meinem dritten Kind musste ich aber der Tatsache endgültig ins Auge sehen, dass es so nicht weitergehen konnte. Meine jüngste Tochter war inzwischen acht Monate alt. Ich hatte regelmäßig Wochenbettgymnastik gemacht und war auch zum Aerobic gegangen. Zuletzt hatte ich im Fitness-Studio noch Bodenübungen mit Gewichten gemacht, um meine Bauchmuskeln wieder auf Vordermann zu bringen. Trotzdem oder gerade deshalb spürte ich, wenn ich mich auf der Toilette abwischte, meinen weichen Beckenboden. Ich konnte, ohne groß in die Tiefe gehen zu müssen, meinen Muttermund tasten. Mehrmals war es mir passiert, dass ich mir während einer

Autofahrt in die Hose machte, wenn mein Darm angeregt war und ich weicheren Stuhl als sonst hatte. Ich konnte den Stuhl einfach nicht halten.

Ich hörte dann von den Kursen bei Susanne Kitchenham und verabredete mich mit ihr. Zwischenzeitlich hatte mir mein Gynäkologe nämlich auch noch nahe gelegt, mich operieren zu lassen. Ich nahm an einem Kurs für aufbauende Beckenbodengymnastik teil und muss sagen, es war wirklich effektiv. Heute gehe ich viel bewusster mit meinem Beckenboden um, ob in der Küche oder beim Autofahren, beim Staubsaugen oder im Beruf (ich bin Krankenschwester). Ich versuche immer wieder daran zu denken, und von einer Operation spricht mein Gynäkologe auch nicht mehr. Ich kann diese Gymnastik nur wärmstens empfehlen, auch wenn man sich dazu erst aufraffen muss.«

Jutta, 69 Jahre:

»Hoch, hoch, hoch – und festhalten!« Frauen im Alter von 50–70 Jahren bemühen sich, dieser Anweisung nachzukommen. Das gemeinsame Problem ist Inkontinenz. Auch ich habe mich erst nach langem Zögern und vielen Jahren unablässigen Drängens meiner Tochter entschlossen, etwas dagegen zu unternehmen. Und wirklich – es stimmt: Der erschlaffte Beckenboden lässt sich trainieren. Ich wollte es anfangs kaum glauben.

Wichtig war für mich, die Anatomie des Beckenbodens zu verstehen. Das ist nicht einfach, und selbst ich als Ärztin hatte da meine Schwierigkeiten. Aber als ich erstmal eine körperliche Vorstellung davon hatte, verstand ich schnell den Sinn der einzelnen Übungen. Nur: Es ist wie so oft im Leben: Von nichts kommt nichts. Man muss üben, üben, üben!

Für mich war der Unterricht sehr wertvoll. Ich bin in der Seniorenarbeit tätig und kann nun meine eigenen Erfahrungen weitergeben. Wenn ich offen das Thema Inkontinenz anspreche, merke ich, wie viele davon betroffen sind. Mit gezielter Beckenbodengymnastik kann sicherlich etlichen geholfen werden.

Anhang

Zum Weiterlesen

Arbeitsgruppe Natürliche Familienplanung: Natürlich und sicher. Natürliche Familienplanung, ein Leitfaden. Ehrenwirth Verlag 1999.

Barbach, Lonnie: For yourself. Die Erfüllung weiblicher Sexualität. Ullstein Verlag 1999.

Bopp, Annette: Eine unverwechselbare Zeit. Wie Frauen ihren Weg durch die Wechseljahre finden. Rowohlt Verlag 2001.

Bruker, Max Otto: Stuhlverstopfung in 3 Tagen heilbar, ohne Abführmittel. emu-Verlag 1998.

Fester, Richard, u.a.: Weib und Macht. Fischer Verlag 1989.

Kitzinger, Sheila: Sexualität im Leben der Frau. Verlag Beck/Biederstein 1984.

Klein, Margarita, und Weber, Maria: Das tut mir gut nach der Geburt. Rowohlt Verlag 1998.

Mitchell, Laura: Simple Relaxation. Verlag John Marray 1987.

Onken, Julia: Feuerzeichenfrau. Ein Bericht über die Wechseljahre. C. H. Beck Verlag 2000.

Polden; M., und Mantle, J.: Physiotherapy in Obstetrics and Gynaecology. Verlag Butterworth, Heinemann 1990.

Struck, Dorothee, u.a.: Wirksame Hilfe bei Myomen. Trias Verlag 2000.

Starr, B., und Weiner, M.: Liebe und Sexualität in den reiferen Jahren. Scherz Verlag.

Adressen

Wenn Sie Kontakt zu einer Selbsthilfegruppe für Inkontinente aufnehmen möchten, wenden Sie sich am besten an:

Gesellschaft für Inkontinenzhilfe e.V.
Geschäftsstelle
Friedrich-Ebert-Straße 124
34119 Kassel

Beim Gründen einer Selbsthilfegruppe hilft die

Nationale Kontakt- und Informationsstelle zur Anregung und Unterstützung von Selbsthilfegruppen (NAKOS)
Albrecht-Achilles-Straße 65
10709 Berlin
Tel. 030/8 91 40 19

Bei folgenden Adressen können Sie nach der Anschrift des für Ihren Wohnsitz zuständigen Landesverbands fragen. Dieser hilft Ihnen weiter, wenn Sie eine Krankengymnastin oder Hebamme suchen, die spezielle Kurse für Frauen mit Beckenbodenproblemen anbietet.

Zentralverband der Physiotherapeuten/Krankengymnasten
Sierichstraße 157
22299 Hamburg
Tel. 040/47 74 08

Bund Deutscher Hebammen e.V.
Postfach 17 24
76006 Karlsruhe
Tel. 0721/98 18 90

Informationen zu natürlicher Familienplanung gibt die

Arbeitsgruppe Natürliche Familienplanung
Malteserwerke
Kalker Hauptstraße 22–24
51103 Köln
Tel. 02 21/2 82 25 91
Internet: www.natuerliche-familienplanung.de
E-Mail: malteser.NFP@t-online.de

Sachverzeichnis